神志病疗愈丛书

云南省高校针灸防治神志病科技创新团队资助项目

中医导引

主编 刘海静 邰先桃 袁 恺

全国百佳图书出版单位
中国中医药出版社
·北 京·

图书在版编目（CIP）数据

中医导引 / 刘海静，邰先桃，袁恺主编 . -- 北京：
中国中医药出版社，2025.4
（神志病疗愈丛书）
ISBN 978-7-5132-8767-8

Ⅰ . ①中… Ⅱ . ①刘… ②邰… ③袁… Ⅲ . ①导引
Ⅳ . ① R247.4

中国国家版本馆 CIP 数据核字 (2024) 第 090953 号

中国中医药出版社出版

北京经济技术开发区科创十三街 31 号院二区 8 号楼
邮政编码　100176
传真　010-64405721
河北品睿印刷有限公司印刷
各地新华书店经销

开本 880×1230　1/32　印张 5.125　字数 119 千字
2025 年 4 月第 1 版　2025 年 4 月第 1 次印刷
书号　ISBN 978 - 7 - 5132 - 8767 - 8

定价　39.00 元
网址　www.cptcm.com

服 务 热 线　010-64405510
购 书 热 线　010-89535836
维 权 打 假　010-64405753

微信服务号　zgzyycbs
微商城网址　https://kdt.im/LIdUGr
官方微博　http://e.weibo.com/cptcm
天猫旗舰店网址　https://zgzyycbs.tmall.com

如有印装质量问题请与本社出版部联系（010-64405510）
版权专有　侵权必究

神志病疗愈丛书
总编委会

神志病疗愈丛书
《中医导引》
编委会

主　编　刘海静（云南中医药大学）

　　　　邰先桃（云南中医药大学）

　　　　袁　恺（云南中医药大学）

副主编　郝敬红（云南中医药大学）

　　　　潘　雷（云南中医药大学）

编　委　（以姓氏笔画为序）

　　　　王丽娟（云南中医药大学）

　　　　王耀羚（云南中医药大学）

　　　　汤滴微（云南中医药大学）

　　　　张　吉（云南中医药大学）

　　　　张　粲（云南中医药大学）

　　　　张　盟（云南中医药大学）

　　　　张星贺（云南中医药大学）

　　　　陈宏峰（云南白药集团白药智云中医门诊部）

　　　　邵长丽（云南中医药大学）

　　　　崔曼丽（云南中医药大学）

　　　　潘　攀（云南中医药大学）

总序

神志病是一个中医学概念，此类疾病临床以睡眠节律和情志的异常为主要特征，包括了西医学的精神疾病（如睡眠障碍、抑郁症、焦虑症、创伤后应激障碍、青少年行为和情绪障碍等）和心身疾病（如偏头痛、癫痫、血管性痴呆、消化系统溃疡、肠易激综合征、更年期综合征等）。随着现代社会生产力的发展和进步，人们所处的社会环境和需要应对的各种压力大幅增加，人类疾病谱发生了巨大的变化，神志病的发病率呈不断上升趋势。曾经的少见病抑郁症俨然已成为常见病，曾经为吃不饱、穿不暖而发愁的人们如今却为无法安眠而苦恼。作为一名从事神志病临床二十多年的医者，我深切感受到此类患者及其家属的痛苦和煎熬，更深知此类疾病的康复之路何其艰难而曲折。患者必须认识到自己才是康复的主体，而不是被动接受治疗的那一方，医生治疗之余的日常生活，才是患者战胜疾病的主战场。由于此类疾病的影响因素众多，大到社会环境、家庭氛围，小到饮食宜忌、作息习惯，都会对疾病的预后转归有显著影响，所以我们在临床接诊此类患者时所花费的时间比其他患者要多得多，事无巨细，耐心叮嘱，"话疗"俨然成为治疗的一部分。这样的诊疗虽然使我成了患者口中"有温度的医生"，但毕竟门诊时间非常有限，于是便萌生了出版这套丛书的想法。

神志病疗愈丛书包括《药膳食疗》《中医导引》《心理导航》《简易外治法》四个分册，针对患者的饮食、运动、心理调适进行指导，并介绍一些易学易用的简易外治法（如艾灸、拔罐等）作为医院治疗之外的补充，从多个层面指导患者的日常调护。本书力求兼顾专业的科学严谨与科普的通俗易懂，既以专业、科学的理论为界定内容的唯一标准，同时用可相互替换的通俗语言表述科学定义、现象及其操作方法，让读者易读易用，充分获益。

本套丛书的面世将是广大神志病患者的福音，可以帮助患者真正把健康掌握在自己手中。本套丛书虽然以神志病为主要关注点，但其中的心理原理和饮食、运动及外治法的基本原则和方法是具有普适性的，其他疾病人群及健康人群均可从阅读中获益。本套丛书更有望成为广大从事此类疾病诊疗的医生的得力助手，可大幅减少医生对患者进行口头生活调护指导的工作量，有效提高工作效率。

本套丛书主要由云南省高校针灸防治神志病科技创新团队资助项目资助，同时也得到云南中医药大学副校长邰先桃教授全方位的大力支持。本丛书的编写和出版，凝聚了中国中医药出版社各位编辑，参与分册编写、照片拍摄、视频录制、图片制作的各位团队伙伴，广州中医药大学余瑾教授，以及我们的患者朋友的智慧、汗水和心血。对各位的倾心付出，在此表示衷心的感谢！本套丛书的编写虽力求尽善尽美，但难免存在错漏或不尽如人意之处，敬请读者朋友提出意见和建议，以便再版时修订提高。

刘海静

2024 年 2 月于昆明

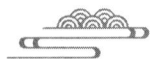

内容提要

中医导引是在中华优秀传统文化理论和方法指导下，结合导引之术发展而成，具有保精、摄气、养神作用，旨在强身祛病、健康长寿、摄生养生的一种中医治法。在练习过程中我们发现，中医导引对于预防和治疗神志病确有其效，并且其疗效与机制也已被现代研究证实和阐述。

本书分为基础篇和中医导引功法篇两篇。基础篇介绍了中医导引的起源发展及其与身体、呼吸、心理调节的密切关系，详细阐述了患者如何根据身心状况选择合适的运动方法及运动量；中医导引功法篇介绍了静功姿势类中医导引功法（如道家静坐功、站桩功、卧功、云中养生易筋经）、动功套路类中医导引功法（如太极拳、八段锦、五禽戏）及现代中医导引功法（如大雁六字诀、状态运动）等多套功法的锻炼要领及基本姿势。

本书通俗易懂、实操性强，内容系统全面，读者可根据自身条件选择适宜的功法练习，以缓解身心症状，做自己的中医导引教练。

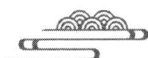

目录

中
医
导
引

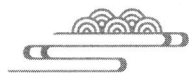

上篇

基础篇

第一章
什么是中医导引

要了解中医导引，就不得不提摄生与养生。其实，摄生与养生含义相同，只是称谓不同。上古之人为了适应自然环境以求生存，首先需拥有一个健康的身体和强健的体魄，因此在日常生活实践中逐渐发明了具有摄生、养生功效的导引之术。中医导引，作为人类认识自然界与自身相应关系后的产物，通过调摄精神、运动形体、调整呼吸等方法，达到增强体质、提高抵抗力，从而实现防病抗衰老的特殊运动效果。导引术的历史渊源可追溯至上古时期，原本是古代的一种养生方法。

导引之法早在春秋战国时期就已盛行，受到当时诸子百家的重视。因其具有治疗疾病、延年益寿、摄生养生的独特功效，被医家、道家、佛家等承袭并作为重要的锻炼方法之一。随着历史的演进，各家各派在继承发展的同时，也演变出了各具特色的导引方法。其中，医家在中医学理论的指导下，结合导引之术，发展成为旨在保精、摄气、养神，以达到强身祛病、健康长寿、摄生养生目的的后天有形功法，即"中医导引"。

第一节　中医导引的概念

中医导引是中医学与导引术相结合的产物，因此，中医导引的概念涉及"中医学"和"导引术"两个方面，只有二者的有机结合才能称为"中医导引"。

一、中医学概述

中医学，即中国传统医学，是中华文化的瑰宝，拥有数千年的历史。它以中医药理论与实践经验为主体，综合研究人类生命活动中健康与疾病的转化规律，以及预防、诊断、治疗、康复和保健的方法。中医学在阴阳五行理论的指导下，从整体角度探讨人体生理、病理、药理及其与自然、人文环境的关系，寻求防治疾病的最有效方法。

"整体观念"和"辨证论治"是中医理论的基本特色。中医学以人为出发点和中心，而非单纯以疾病为中心。在论治过程中，强调"治人为上""治人为先""治人为本"，而非仅针对疾病本身进行治疗。因此，如何认识人体的"人体观"，成为中医学理论体系最根本的着眼点。中医学对人体的认识具有以下三个特点。

1. 人与外界环境的统一性

中医学将人体置于天地、自然之间来考察，认为天、地、人是一个整体，即"天人相应""天人合一"，也即"人与外界环境的统一性"。自然界是人类生命起源的基础，为生命的产生提供了最适宜的生存环境。《素问·宝命全形论》指出："人生于地，悬命于天，天地合气，命之曰人。"人体生活在自然界中，依赖自然界的必要条件如空气、水和食物等生存。同时，自然界的运动变化直接或间接地影响着人体，机体随自然界的变化而发生相应的生理和病理变化，体现了人体内部与自然环境的统一性。

《素问·气交变大论》强调："善言天者，必应于人；善言古者，必验于今；善言气者，必彰于物；善言应者，同天地之化；善言化言变者，通神明之理。"这进一步阐述了人体内外环境的整体和谐、协调与统一。人体是一个有机整体，既强调内部环境的统一性，又注重与外界环境的统一性。人与自然的物质统一性决定了生命和自然运动规律的一致性。《素问·六节藏象论》说"天食人以五气，地食人以五味"，指出人体不仅能主动适应自然，还能通过摄生、养生等方法主动地改造、锻炼自身以适应自然，其中最具代表性的就是中医导引。中医导引以自身主动的导引功法锻炼为主，几乎无不良反应，具有祛病强身、延年益寿的作用，是中华国粹之一。

2. 人与社会、人文环境的统一性

中医学认为，人体除了与自然界具有统一性外，还与社会、人文环境具有统一性。人类具有独特的社会属性，是具有社会性的存在。早在春秋战国时期，中医学就认识到人的社会属性。《素问·疏五过论》提出，社会环境的优劣和变化会影响人体的身心健康，不同的社会地位和经济状况会对人的身心产生影响，这体现了人与社会人文环境的统一性。

《医宗必读》中指出："大抵富贵之人多劳心，贫贱之人多劳力；富贵者膏粱自奉，贫贱者藜藿苟充；富贵者曲房广厦，贫贱者陋巷茅茨；劳心则中虚而筋柔骨脆，劳力则中实而骨劲筋强；膏粱自奉者脏腑恒娇，藜藿苟充者脏腑恒固；曲房广厦者玄府疏而六淫易客，茅茨陋巷者腠理密而外邪难干。故富贵之疾，宜于补正，贫贱之疾，利于攻邪。"人的本质是一切社会关系的总和，人既有自然属性，又有社会属性。社会是生命系统的一个组成部分，人从婴儿到成人的成长过程就是由生物人变为社会人的过程。人生活在社会环境之中，社会生态变迁与人的身心健康和疾病的发生密切相关。社会角色、地位的不同以及社会环境的变动不仅影响人们的身心功能，而且其相应的疾病谱的构成也不尽相同。

中医学的整体观强调人与自然的和谐统一，认为人和自然有着共同的规律。人的生、长、壮、老、已受自然规律的制约，人的生理病理也随着自然界的变化而产生相应的变化。此外，中医学还提出要加强人性修养，培养"中和"之道，建立理想人格，在心理上与社会环境相统一，积极主动地在身、心各个方面充分适应社会。然而，人的适应能力是有限的，一旦外界环境变化过于剧烈或个体适应调节能力较弱，不能对社会或自然环境的变化做出相应的调整时，人体就会进入非健康状态甚至发生病理变化而导致疾病产生。特别是随着科学技术的发展、社会的进步以及社会环境的变迁，对人的身心功能的影响也在发生变化。这导致现今社会的"焦虑症""抑郁症""慢性疲劳综合征"等身心疾病的发病率升高。中医学充分认识到这些疾病与社会因素的密切关系，可以说中医学是最早对身心疾病提出具体认识与治疗的医学理论体系之一。

3. 人体形神的统一性

《素问·上古天真论》中提到："形与神俱，而尽终其天年，度百岁乃去。"中医学中形神一体的思想及人体观，即便从现今的视角来看，也是极为先进的。《内经》的形神观极为重视养形

中医导引

与养神，它强调形与神俱、形神一体，认为唯有精神与形体皆健康，方为真正健康之人。从形神一体的观念出发，这与现代身心健康的理念不谋而合，即真正的健康需涵盖心理与身体的双重健康。

中医学形神一体观中的"形"具有广义性，涵盖了构成人体的所有物质基础，如脏腑、经络、组织、官窍，以及分布、贮藏、运行于其中的精、气、血、津液等物质。而"神"的含义则分为广义与狭义：广义上，神指的是生命活动的外在表现；狭义上，神则指人的精神意识、思维活动，涵盖神、魂、意、志、思、虑、智等方面。形体作为心神的载体，心神则是形体的外在体现，正如我们常说的"这小伙儿（姑娘）很精神"，实际上是指其精气神充沛的外在表现。神无法脱离形而单独存在，形存则神存，形健则神旺，形弱则神衰；反之，神存、神足方能支配形体完成各种日常生活活动，神弱则形体的运动及日常生活活动将受影响，神去则形体仅为一无生命的躯壳，处于死亡状态。中医学将形与神的结合与统一称为"形神一体"或"形神合一"，并认为"无神则形无所主，无形则神无所依"。形与神的关系可从以下两点进行阐释。

（1）形神互根，神本于形：中医学认为，形与神相互依存，神必须依附于形体而存在，神的功能需在形体健康时方能正常发挥。《抱朴子·内篇》所言"形者，神之宅也"即为此意。《荀子·天论》指出："形具则神生，好恶喜怒哀乐藏焉。"意味着人体先有生命、具备形体，而后才有精神意识及心理活动的产生。《内经》认为"形与神俱"，则"形体不蔽，精神不散"。范缜在《神灭论》中说："神即形也，形即神也，是以形存则神存，形谢则神灭。"张介宾在《类经·针刺类》中也提到："形者神之质，神者形之用，无形则神无以生，无神则形不可活。"这些观点均肯定了神（精神、心理）产生于形（形体物质基础上产生的意识功能活动）之上，正确地认识了形与神之间的辩证关系。

（2）神为主宰，神能驭形：人体的生命活动以五脏为中心，神为主宰，经络为联系通路，精气血津液为物质基础，从而实现器官与功能的完整统一。张介宾指出："虽神由精气而生，然所以统驭精气而为运用之主者，则又在吾心之神。"刘完素在《素问玄机原病式·六气为病》中说："神能御其形。""百岁，五脏皆虚，神气皆去，形骸独居而终矣。"这表明神能够统驭、驾驭人的形体，形存神在、神逝形死，同时也说明了人体的病、衰、老、死是神与形关系分离的结果，形衰则神无所主，神乱则形有所伤。形神合一、形神皆俱理论是中医学中重要的学术思想之一，也是整体观念的重要内涵。

中医学认为生命必须是形和神两个方面协调统一发展的关系，形与神是生命运动中矛盾统一的两个方面，二者缺一不可。形是神的物质基础，神对形起主宰作用，即"形为神之宅、神为形之主"。人必须形神皆备，作为高级生命形式，我们具有个体化的精神生命意识，支配着我们的形体，二者协调统一，共生共存。这便是"无形则神无所附，无神则形无所主"的形神皆俱的"人体形神的统一性"。形与神的辩证关系渗透在中医学的生理、病理等学说之中，并有效指导着临床的预防、诊断和治疗。

从中医学整体观中的整体思维和整体思想出发，来认识"人与外界环境的统一性、人与社会及人文环境的统一性、人体形神的统一性"，即是从整体角度来认识、对待和治疗人体疾病。人体各个组成部分在结构上不可分割，在生理上相互联系、相互支持而又相互制约，在病理上也相互影响。这也推动了医学模式从单纯的生物－医学模式向现今的人体－自然－心理－社会医学模式转变。而这种思想和观念，早在几千年前，《黄帝内经》便已广泛应用于导引术和临床治疗中。

二、导引是什么

导引术的历史悠久，曾有过多种称谓，如导引、吐纳、守一等。"导引"一词最早见于《庄子·刻意》，其中提到："吹呴呼吸，吐故纳新；熊经鸟伸，为寿而已矣。此导引之士，养形之人，彭祖寿考者之所好也。"具体而言，导即指导气，亦称"炼气"或"吐纳"，意为"导气令和"；引则指"引体令柔"，亦称"炼形"或"炼体"。其内涵是通过呼吸与肢体的运动，使"气"更平和，使"体"更柔软的一种养生方法。简而言之，导引是我国古代将呼吸运动（导）与肢体运动（引）相结合的一种养生术。

由于早期人类生活条件简陋，身体易受外界环境影响而致病，导引术最初的目的便是治疗疾病。通过呼吸、俯仰、屈伸等运动方法，使血气流通，促进健康。导引，有时亦作"道引"，常与服气、存思、咽津、自我按摩等相配合进行。据《吕氏春秋·古乐》记载："昔陶唐之始，阴多滞伏而湛积，水道壅塞，不行其源，民气郁瘀而滞着，筋骨瑟缩不达，故作为舞以宣导之。"远古氏族部落时代，由于阴雨连绵，水道淤塞，先民常年居住在潮湿阴冷之地，导致气血瘀滞，筋骨萎缩，腿脚肿痛，行动不便。于是，一个叫陶唐氏（即尧帝）的部落首领创编了一种舞蹈，教人们通过舞蹈来宣导气血、通利关节、消除腿脚肿痛，这种"舞"可能就是后来导引动功中的一种形式（大舞）。后世有人将导引术称为"宣导法"，即源于此。这充分说明殷商时期导引之术已经萌芽，且已具备动功、静功的功法。

春秋战国时期，文化和学术空前发展，出现"诸子蜂起，百家争鸣"的学术高潮。道家、儒家、仙家、兵家、杂家、阴阳家等流派纷纷涌现，积极探索生命的生长壮老及完善卫生保健的理论体系。导引食气（服气）、吐纳、行气之术逐渐为人们所采用，导引之术也得以有较大发展。这一时期出现了从事养生的专业术士，《汉书·艺文志·方技略》称之为"神仙家"。当时所说的"神仙家"并非后世所说的升天之仙，而是指追求长生不老的术士。许慎在《说文解字》中对"仙"的解释为："老而不死曰仙。仙，迁也，迁入山也。""仙"即隐居山林，专事养生的人，代表人物有彭祖、赤松子、王子乔等。《屈原赋校注》中记载："燕齐以求仙方而延年为主，而楚南以养气而外生死为宗，故燕齐多方士，而楚南多隐逸……而导引行气，始于楚南。"可见，战国后期，社会上以修仙、练气、导引为特点的各流派导引养生术已普遍盛行。在约为战国初年（前380年）的一个十二面体玉质饰物上，刻有45个铭文："行气，深则蓄，蓄则伸，伸则下，下则定。定则固，固则萌，萌则长，长则退，退则天。天几春在上，地几春在下。顺则生，逆则死。"描述了行气的功法及其作用。由此可以看出，春秋战国时期，"导引术"已具备一定的理论基础和技术方法，且分为以呼吸和肢体配合的动功和以呼吸为主的静功。

到了汉代，由于帝王贵族对长生不老的追求和对黄老之学的提倡，先秦时期的道家和神仙家也相互融合，促进了导引术的进一步发展。如记述导引理论和方法的专著《引书》，全书内

中医导引

容丰富，体系严谨，共分五部分：第一部分阐述四季养生之道；第二部分解说各种导引术式；第三部分为导引治病处方；第四部分介绍健身导引，共计24条导引健身法；第五部分叙述人生病的原因及防治之道。《引书》实际上就是一本当时的导引学教材。汉末，各种延年益寿的导引术式在民间迅速发展，特别是三国时期名医华佗编创的"五禽戏"，开创了导引发展的一个新分支系统——仿生导引功法。

两晋南北朝时期的导引，注重动静结合，不拘形式，看重实效，是汉代导引在防治疾病和健身基础上的进一步发展。《黄庭经》《抱朴子》《养性延命录》等著作相继问世，对后世导引气功研究产生了深远影响。如《黄庭经》提出了黄庭宫和上中下三丹田的概念。隋代，祛病导引继汉之后继续发展，隋代太医博士巢元方编撰的《诸病源候论》吸收了前人的导引养生和导引治病的经验和方法。唐代胡愔所著《黄庭内景五脏六腑补泻图》中的导引方法，是根据病理、时令季节和药物治疗相结合进行的，这说明此时导引和药物治疗已进一步结合。而宋代人创编的八段锦，动作柔和缓慢、圆活连贯、松紧结合、动静相兼、神与形合、气寓其中，且动作规范，犹如织锦，配有导语歌诀便于记忆，因此这种导引术得到迅速发展。正如晁公武在《郡斋读书志》中所说："八段锦一卷，不题撰人，吐故纳新之术也。"继而出现了四段锦、六段锦、十二段锦、十六段锦、二十四段锦，形成了八段锦导引术的修炼系统。中华导引术拥有5000多年的悠久历史，在漫长的发展历程中，历朝历代无疑都为其作出了贡献。然而，由于导引的目的往往寄托了"长生不老"的神仙梦想，导引行气等导引术也不可避免地掺入了一些神秘玄虚的成分，甚至被一些江湖术士用作招摇撞骗的手段。

东汉时期，著名的无神论者和唯物主义思想家桓谭，在其《新论·形神》中明确指出，人的寿命是有限的，长生不老是不存在的。他主张不应过分夸大养生的作用或盲目追求长寿。通过导引术的修炼，或许能让脱落的牙齿复生，白发转黑，肌肤容颜焕发光泽，但当人体走向自然衰竭时，死亡依然是不可避免的。桓谭的这种观点——养生虽有实效，但不应神秘化、玄幻化或妖魔化——是符合客观规律的辩证认识，对汉代以来社会上流传的各种神秘主义思想进行了深刻的批判，起到了正本清源的作用。无论如何，导引都是传统中医以及佛、道、儒、武各家流派中最珍贵、最精髓的养生法门之一，尽管各家的名称和叫法可能有所不同，但本质上都是以肢体运动为主，以呼吸吐纳为辅的养生方法。

三、中医导引是什么

在了解中医学和导引的基础上，我们来具体探讨中医导引的内涵。中医导引是中国传统医学中的六大主要治疗方法（导引、按跻、砭、灸、针、药）之一，这一观点可见于《素问·异法方宜论》。从医疗角度来看，中医导引充分发挥并调动人体内在因素，通过积极主动的呼吸运动（调息）、肢体运动（调形）和意念活动（调神）三者相结合，同时进行锻炼，达到宣导气血、治疗疾病的目的，是集治疗、养生、保健于一体的身心同练的特殊运动功法。

隋代巢元方在《诸病源候论》中将导引解释为呼吸运动，而唐代王冰为《素问》作注时说："导引，谓摇筋骨，动肢节。"将导引解释为肢体运动。还有的观点认为，导引既包括呼吸运动也包括肢体运动，如《庄子·刻意》中李颐的注解："导气令

中 医 导 引

和，引体令柔。"从马王堆汉墓出土的《导引图》来看，图中不仅有模仿"熊经鸟伸"的动作及其他类型的肢体活动，还展示了多种呼吸运动，并且有些图形呈现出瞑目存想的状态。这些解释虽然各有侧重，但都将导引看作一种主动性的、以肢体运动为主并辅以呼吸吐纳的养生方式，主要用于宣导气血、治疗疾病，是一种对身心进行自我调节和自我补益的锻炼手段或方法。

中医导引在5000多年的发展历程中，以中医学的治病与养生原理为指导，并与中国古代各种哲学思想相融合，形成了其内涵深厚、方法多样的特色。从两汉时期的天人一体观、整体与局部论、神形平衡论、养精益气全神理论等角度来看，中医导引经历了长期的认识和发展。1973年长沙马王堆汉墓出土的医学帛书《导引图》描绘了男女多种练功姿势，共44个，分为男式导引图势和女式导引图势，动作复杂多变，运动全身各部，并注意意识活动与动作的协调。这些姿势较《庄子》的记载有所发展，被认为是后来"五禽戏"的起源之一，说明秦汉时期中医导引已较普遍地用于摄生预防。可以推断，秦汉时期的导引法较春秋时期的"熊经鸟伸"已有较大的发展，其形式包括行、立、跪式，模仿熊、猴、狼、龙、鹤等禽兽动作，动静结合，从肢体导引到意念、呼吸、吐音导引，内容极其丰富。同时期的《却谷食气篇》主要论述静功的功用和做法，认为它是益气养神保精、却谷摄身疗疾的重要功法。从东汉流传下来的成套动功功法中，较有影响的是华佗五禽戏，其防治效果经历了近2000年的实践检验。

两晋时期的气功家在实践基础上进行了多方研究，使中医导引有了大幅提高，主要是对脑和脑功能的研究。虽然《黄帝内经》对脑有所论述，但过于简略，且对脑组织结构和功能的认识几乎未见。晋以后，随着中医导引的发展，医家对脑及其功能的认识加深，认为脑为身之元首、神明之舍，是控制自身运动的重要器官，协调脏腑功能的中心，是稳定情绪、调节意识思维活动的枢纽，也是提高身体健康水平、延年益寿的关键所在。由于对脑神研究的加强和认识水平的提高，在晋代导引者的著述中，关于脑的论述较《黄帝内经》更为明确。如《黄庭内景经》提出"脑神精根字泥丸""泥丸百节皆有神""一面之神宗泥丸"（泥丸即指脑），说明脑主神明，为精神意识活动之源，是听觉、视觉、味觉之根，全身各部之宗。此外，对脑与全身的联系也有明确的认识。自此，春秋以来所说的"形生神"有了具体的所在，即脑神。脑神说的建立和提高，使人们对自身的认识大大前进了一步。《黄庭外景经》说"仙人道士非有神，积精累气合成真"，说明神是脑的功能作用和精深细微的物质结构，这在中医导引中得到了充分肯定。作为生命科学的中医导引中所描述的神，已与宗教中虚无缥缈的"神"截然不同。

中医导引的修炼特色在于独立守神、肌肉若一、呼吸精气，它是一种形体运动、呼吸方法和意识活动高度协调统一的身心运动锻炼方法，是调息、调形、调神三者相结合的运动。正如《淮南子·原道训》所说："形者，生之舍也；气者，生之充也；神者，生之制也。"也就是说，人的形体是生命的依托和基础，气是充实生命的源泉并联系形、神两者的纽带，而神则是生命最重要的主宰。形、气、神三者在生命运动中既各司其职又相辅相成、相互制约，形成一个几近完美的生命系统。倘若其中任何一个失去作用，则三者都将受损。因此，要想维持生命的

中医导引

健康和长久，必须正确处理好形、气、神三者的关系。通过收视返听、精神内守来率先"将养其神"，强化"神"对生命的主宰功能和作用。进而以意念引动形体，全神贯注于形体运动之中，做到意动形随、形动气随，动作虚实相生、松紧结合、动静相兼，逐渐达到有意无意之间的境界，形动而不逾规，直至神意活泼自然、引体令柔。这体现了内实精神、外示安逸、内外合一、形神共养的传统养生思想。

中医导引行功过程中，习练者需意念集中，以充分发挥神、意对气的统帅作用，从而实现导引气机的效果。通过主动导引形体，可以牵动全身气机发生规律性的变化。在练功时，气始终充蕴于神形之中，长期坚持练习，自然可以达到导气令和的境界。届时，神、气、形将各安其位，相辅相成，浑然一体，进而实现祛病健身、延年益寿的目的。中医导引是一种内向型的锻炼方法，它通过运用意识来优化身心健康，实现自我锻炼。这种方法能够调动和增强人体各部分的功能，激发人体的固有潜力，从而使人体身心功能得到加强，达到消除疾病、增强体质、提升脑力的效果。

第二节 中医导引与运动（调身）

调身、调气、调神，中医导引素有"三调"之称。其一是调身，调节身体姿势，无论何种功法，均需遵循特定姿势进行练习，此乃中医导引锻炼的首要步骤。其二是调气，即调节呼吸；其三是调神，即调节精神状态。就中医导引的行功次序而言，通常是先调身，再调气与神。然而在实际行功中，调气与调神尤为重要，尤其是调神。可以说，调神是中医导引功法锻炼的核心，因为调身与调气均需通过调神来实现。但调身亦有助于调气与调神，调气则有助于调身与调神。调身、调气、调神三者紧密相连，构成各种功法的基本原则。

中医导引修炼中的动作与常规体育锻炼在操作上存在显著差异。常规体育锻炼多依赖肌肉和韧带的力量，而中医导引功法中的"动功"，尽管与某些体育项目在外形上相似，但实则神髓迥异。相对而言，中医导引更注重内在锻炼，旨在达到"外强内壮"的效果，而体育运动则更侧重于外在肌肉的运动，可能会导致"外壮内弱"的损伤。两者的应用范围和效果均有所不同。中医导引练功时强调"气到力到"，注重运用内气导引动作，切忌生硬和使用蛮力。因此，在练习动功时，肢体肌肉原则上应保持放松（刚硬型动作除外），力量应源自随心所欲、能突然集中爆发的弹力，而非直接使用肌肉收缩的力量。若练习动功后，胳膊、腿的肌肉感到疲劳僵硬、酸麻疼痛，可能是用力不当所致。

中医导引功法根据行功时形体的动静状态，可分为动功与静功两类。

一、动功

动功是指中医导引行功时，躯体发生外形运动的功法，古时称为"导引"。动功行功时，形体运动缓慢柔和（与武术相比）。运动时需保持身体动作前后左右、上下内外的协调对称。要求运动形体时，全身要柔，宛如婴儿；动作要柔，如蛇行蠕动；触觉要柔，似流水穿堤；真气要柔，下沉丹田；呼吸要柔，似有似无，绵绵不断。可以说，动功是一种身体协调、对称的平衡运动，重在炼形，以健身强壮体质。其特点是导引动作与呼吸相配合，与精神意识活动相一致，以动制静，维持全身各部的高度协调统一与稳定。

大多数中医导引动功功法均设计有固定套路动作，练功时需按照功法的套路顺序进行。由于各种动功功法的套路动作各不相同，例如，易筋经有十二势、大雁功有前后各六十四式、五行掌有五节等，因此学习套路动作需按功法分别进行，难以一概而论。但根据各种功法套路动作的不同操作风格，可将其分为不同的动作类型。

常见的中医导引套路动作类型大致有以下几种。

1. 柔韧型：以动作柔和、缓慢、连贯为特点，如太极拳、八段锦等。

2. 刚硬型：动作刚健、强硬、有力，常用静力性收缩（等长收缩）的方法以增强练功中的"得气"效应，如易筋经、五行掌等。

3. 推拿型：运气至手，以手推拿（包括拍打）特定身体部位的功法，如保健功、放松功等。

4. 仿生型：模仿动物动作，经提炼编成的功法，如五禽戏、大雁功、鹤翔桩等。

5. 舞蹈型：动作取材于舞姿，优美且富于观赏性，如禅定舞蹈。

6. 体操型：动作类似于体操，四肢及躯体动作均较舒展，如练功十八法。

7. 行走型：以特定步伐为基础编成的导引功法，如新气功疗法、太极步、梅花桩等。

当然，这些类型的划分具有相对性，可相互交叉与融合。一种中医导引功法的套路动作可能兼具几个类型的特征。例如，五行掌的肢体动作属柔韧型，但其手掌动作则要求刚硬、具有静止性张力。动功练习时多以疏通经络、调动内气运行为主，通过外动导引体内内气运行。

二、静功

静功是指中医导引行功时，从外部形态看，行功者身体静止不动的功法。静功行时，外形宁静，形体不动，保持一定的体态，如站桩功以静站为主，坐功则以静坐为法，卧功则静卧不动。然而，这只是表面现象，实则静功为外静内动，内气在脑神的作用下运行，并要求内气运行有规律。静功重在集神养气，调整内在功能，平衡身体阴阳，维持身体与自然的协调和稳定，达到全身的高度集中统一。根据静功调气与调神的不同，还可分为命功与性功两类。命功重在炼气，性功重在炼神。

静功是对行功时运动的感觉与身体内各部分的平衡关系进行的操作。此类操作比动功的外在间架、位置操作更为细微，且通常从外在动作上难以觉察，因此较容易被忽视。但静功的内在操作十分重要，因为在练功过程中，练功者并不能直接看到自己的整体外部动作，而只能通过对行功时身体的内在感觉及各部分平衡关系的操作去把握它们。因此，内在操作与外在操作实际上是息息相关、相互影响的。以下简述主要用于静功的内在操作，这些操作一般在开始练功时按从头到脚或从脚到头的顺序进行，其中的一些原则要领也适用于动功。

（一）静功的内在操作

1. 头颈

头正颈松是基本要领，还包括收视返听、舌抵上腭等动作。

头部应保持正直。一些功法中常提到"头如悬"或"悬顶"，意指头顶正中仿佛被一根线向上牵引，这样头部自然就保持了正直。但"头如悬"的意义不仅于此，它还意味着颈部要舒松。因为头部仿佛被线牵起，减轻了颈部的压力，使颈椎得以松开，有利于督脉的畅通。然而，头部的正直并非绝对，实际上应微微前倾，操作时只需将下颌稍稍向内收 3°～ 5°即可。因为当头部完全竖直时，颈椎处于压缩状态，无法伸展；而头部略向前倾时，颈椎才能充分展开。此外，下颌微收和头部前倾与含胸拔背的动作也密切相关，这在后续谈到胸背操作时会详细阐述。

收视返听是指将视觉与听觉由外向内转，对外界事物视而不见、听而不闻。调控视觉对练功至关重要。《阴符经》有云："机在目。"《灵枢·大惑论》亦云："目者，心之使也；心者，神之舍也。"目为练功之要窍，目不乱则神可收。收回视觉，既能断绝幻觉，又能阻隔外界光亮，从而专心练功。双眼应轻闭而不紧闭，紧闭则过暗易昏聩，不闭则过明而心神外驰。因此，练静功时大多要求双眼轻闭，初练功时若感困倦或意念散乱，可留一线微光。目光一般要求平视或略微下视，如目视鼻准。

这里对视线的要求与睁眼或闭眼无关，但与意守有着密切联系。例如，意守丹田与内视丹田的操作有相似之处。一般而言，站式多要求平视，有些功法还要求目光略高于平视；坐式的目光则可稍下视，当然平视亦可。返听即收回听觉，有多种方法，如听自己的呼吸，即所谓"听息法"。由于练静功时呼吸无声，因此"听息"是听无声而非有声。若能听到无声，则听觉即回归于自身，此乃练功之佳境，正所谓"此时无声胜有声"。

口应轻轻闭合，舌应自然放置。许多功法，尤其是道家气功，要求舌抵上腭。舌抵上腭又称"舌拄上腭""柱舌"等，是指舌尖自然抵在上腭与牙齿的交界处。初练时应轻触即止，无须用力过大，以使任督二脉相通。练功达到一定程度后，舌抵上腭之力自然加大，那是功夫进展中的自然现象，不必刻意追求。

头部的细微操作还需注意舒展眉头和放松面部肌肉。这不仅是调身，还直接与情绪调控有关。许多静功功法都要求面带微笑，微笑即表示轻松愉快的情绪。而愉快的情绪在调身中的体现就是眉头舒展、目光和煦。微笑并非要求真笑，而是要有笑意，嘴角不紧绷，面部表情安详舒缓，自然愉悦。

2. 上肢

松肩坠肘是基本要领。

首先，肩一定要放松，要自然下垂，切勿耸肩。耸肩不仅使肌肉紧张，还直接影响气机下沉，妨碍腹式呼吸的形成。耸肩在站式练功双臂抬起时尤为容易发生，尤其是抬臂过高时。因此，站桩时无论抱球还是托球，手臂的位置一般都要求放在膻中与下丹田之间。

坠肘是指两肘下垂，不可用力挺紧，它是松肩的延续。松肩不仅是肩膀的放松，而且要顺势松到肘部。整个肩臂放松了，坠肘就可以自然形成。无论是站式还是坐式，肘部都常常是肩臂下垂之力的一个支撑点和转折点。坠肘的操作就是不使这个支撑点上移。

此外，在站桩时，大多还要求虚腋，即双臂不要贴在两胁上，应该分开。这也是为了使肢体更加舒展和舒适，如果双臂紧夹在一起，气血的周流必然会受到影响。

3. 胸背

含胸拔背是基本要领。

含胸是使胸三角（由天突与两乳头连线组成的三角区域）放松，使呼吸顺畅，有利于气机下沉，形成腹式呼吸；拔背则有利于脊柱伸展，使督脉更为通畅。含胸的操作与下颌内收和松肩有直接关联，收下颌时胸部自然就会往里收一些。练功所要求的含胸程度很小，只要不是故意挺胸，再加上下颌微收与松肩就足够了。

含胸与拔背的操作是同时进行的，含胸的程度决定了拔背的程度。含胸过度就会形成驼背而非拔背。拔的意思是挺拔而不弯曲，因此含胸拔背操作正确时，脊柱基本上保持竖直。脊柱在腰背部有一个生理弯曲，含胸拔背的结果是部分抵消了这个生理弯曲，所以这时脊柱的竖直程度比日常更大一些。而且，由于下颌微收，脊柱在颈部的生理弯曲也被抵消了一部分。因此，练功中脊柱从上到下都能充分伸展。

4. 腰胯

伸腰沉胯、收腹敛臀是基本要领。

无论是站式还是坐式，伸腰沉胯的操作都至关重要。伸腰是指腰部要伸展开、挺直，不能塌腰，其主要作用是将腰部的脊柱伸直。注意伸腰并非挺肚子，腹部还是要略向内收。沉胯是指胯部要向下坐，坐式练功要求臀部略向后突出、会阴部略向上提，就是为了更好地沉胯。站式练功要求臀部如坐高凳，用意也在于此。伸腰沉胯不仅有利于伸展脊柱，还能使身体的重心落在下腹部，即使是站式，也能将身体的重心下移，这非常有利于气沉丹田。

5. 下肢

轻松安稳是基本要领。

站式时，在保持直立的前提下，两腿应尽量放松，双膝微曲，幅度以不超过足尖为宜。双脚距离一般与肩同宽，五趾需微微抓地。双脚的脚型分为内"八"字、外"八"字和平行式三种。内"八"字即脚尖内扣式站立，这种姿势较为稳固；外"八"字即脚尖外展式站立，便于移动；平行式站立又称马步桩，较为符合人体生理自然姿势，可使人体放松。

此外，站式练功时下肢（连带整个身体）并非完全挺直不动。在松静自然站立时，可以有些轻微的摇晃，这并非站立不稳，反而更加稳固。而且，微有晃动的站立相较于完全静止的站立能节省许多体力，使人感到更加轻松。坐式时下肢可以比站式更为放松。平坐时双脚脚型的安排与站式相同。盘坐及跪坐时双下肢均会受到压迫，练功后应轻轻拍打按摩，以促进气血周流顺畅。

（二）静功的姿势

中医导引功法多样，行功时姿势各异。历代中医导引大家根据自己的气功实践和教功经验，总结了许多行之有效的身法。一般静功又分为站式、坐式、卧式。

1. 站式

（1）自然站式：自然站立，双脚分开与肩同宽，双脚尖微向内或平行。两膝微曲，松胯圆裆（会阴部宽松、不紧夹），正身松腰，竖脊含胸，两手下垂。头部如悬，眼平视正前方，或平视后闭目，或半垂帘（即眼半睁半闭）。舌抵上腭，闭口呼吸。

（2）三圆站式：两脚自然站立，与肩同宽，足尖微向外（稍向内亦可）。大小腿向前，形成自然站式中的圆拱形状，但注意膝尖不超过足尖。两臂向前抬起，臂低于肩而高于脐，肘关节内收，使上下臂成圆形，十指内收如握球状。身体正直，垂肩虚腋（腋窝部宽松不紧），头正眼平，闭目内视或半垂眼帘。

（3）三体站式：自然站立，头端正，眼平视。左脚前进一步，两腿慢慢向下弯曲呈半蹲姿势，重心偏于右腿。左手前伸，肘部微曲，掌心向前下方，五指分开，高与胸齐。右手同时向右前伸，臂弯曲，掌向下并靠近下腹部，指松开。

（4）混元站式：自然站立，两足踏地，与肩同宽，双足平行。双腿膝微弯曲或放松站立，竖脊含胸。双臂向前抬起，肘关节内收，手掌向内，指自然松开。注意掌中劳宫穴正对乳中，臂抬起的高度与乳中平，肘关节下坠。头端正，眼平视。

（5）伏虎站式：自然站定后，两腿分开，左腿在前、右腿在后，站成"丁"字形，两腿相距约1米。身体下蹲如骑马状，前后两脚呈90°。右手顺摆在右膝上方约10厘米处，左手肘关节成45°。头顶直立，眼向前方注视。

（6）倒拽九牛站式：自然站立后，右脚向左前方进一步，呈弯弓式。左脚顺着右脚上步的姿势，伸得如箭一般直。右手前抄，与肩相平，肘臂弯曲，手掌指如拽牛尾般倒拉。左手反向左背后面抄去，两眼平视，意念集中于掌中。良久后，依前法左右换手，如此反复多次。

（7）韦驮献杵站式：身体端正站立，全身放松。两脚分开与肩同宽，双脚平行。眼平视后半垂帘，头顶正直。手自然抬起，先伸后屈，两掌心相对，缓缓向胸前收拢至"合十当胸"，双手中指正对膻中穴。

2. 坐式

（1）自然坐式：身体端坐于凳上或椅上，两脚分开，着地，与肩同宽。膝关节与大腿成90°，头身正直，眼平视后闭目。两手自然下垂，肘关节放松，手掌面向下，平放在双腿之上。若坐椅上，需注意背部不要靠在椅上。

（2）盘脚坐式：又称盘膝坐式，是练静功最适宜的姿势。盘坐可分为自然盘、单盘和双盘三种，在佛家气功中称为跏趺坐。跏为叠加之意，趺为足背之意，故跏趺坐即双足交叠而坐。跏趺坐又分为全跏趺与半跏趺，全跏趺即双盘，半跏趺即单盘。在全跏趺坐中，又有降魔坐与吉祥坐之分。降魔坐是先以右足压左股（大腿），再以左足压右股，手也是左在上、右在下，即足和手均为左压右，禅宗多传此坐法。吉祥坐与此相反，足和手均为右压左，密宗又称此为"莲花坐"。

盘坐的坐具可以是普通的床、炕，或专为打坐特制的矮方凳。矮方凳的凳面为方形，比一般坐凳稍大。坐具上均应铺坐垫，盘坐于地时，坐垫更应厚实一些。

自然盘：头部正直，口眼轻闭，松肩坠肘，含胸拔背，腰部自然伸直。两腿交叉盘起，左压右或右压左均可，两足均安放于坐具上，也可分别压在对侧膝下。双臂自然下垂，双手可分别放在大腿上或膝上，也可互相轻握置于丹田处。根据个人情况，自然盘时可将臀部稍微垫高一些，一两寸即可。

单盘：头部、上半身及手臂的安放均同自然盘，只是在盘坐时将一条腿盘在另一条腿上，左压右或右压左可根据个人习惯。这种坐法只有一足与坐具相接触。

双盘：头、身、手臂姿势均同自然盘，双腿的盘法是先将左足或右足放在对侧大腿上，然后又将对侧的足搬上来，放在右侧或左侧大腿上，两足心均应朝天。如此，双盘坐时两足均不接触坐具。

（3）跪膝坐式：两腿弯曲，大小腿完全贴合，两脚在脚掌心或涌泉穴处相交（左脚在下、右脚在上，或右脚在下、左脚在上），两膝自然分开，相距约与肩同宽。正身安坐于双脚之上，腰部挺直，头眼保持平正。双上肢自然下垂，肘部微曲，两手轻放于大腿中央，手指并拢，腕部放松。

3.卧式

（1）仰卧式：自然平躺，手脚伸直，头枕稍高，腰身正直，全身内外放松，闭目闭口，舌抵上腭。注意双脚不要交叉，双手不要置于胸腹部。

（2）侧卧式：一般向右侧卧，枕头高度适中。右手前伸屈肘，半握拳，拳心向上，置于枕上。左手伸直，复放于左腿之上。右腿伸直，左腿膝关节弯曲，大小腿弯折成45°，全身内外放松，舌抵上腭，闭目闭口。

（3）五龙盘体卧式：向左侧卧，头部侧枕于枕上。右手前伸曲肘，半握拳，自然舒适，拳心向上，置于枕上。左手臂向内，五指自然伸开，掌心正对脐中（或中指端正对脐中），右腿伸直，左腿膝关节弯曲，大小腿弯折成45°，全身内外协调，舌抵上腭，轻闭双目、口唇。

三、行功中的注意事项

进行中医导引功法锻炼的人，首先要学习中医基本理论，掌握所学导引功法的基本知识、基本技术、功效应用及注意事项等。指导功法锻炼的医师需经常向练功者讲解基本问题，并检查其姿势、进行速度、身体情况及病情变化等。如有偏差或不良反应，应及时纠正，以提高中医导引功法的实际效果。行功者在选择功法时，需结合自身的体质、性格、病情，在医师指导下，根据气质性格特点（身心特点）和病情需要选择适当的功法，并严密观察。例如，性格内向、精神不振的阳虚患者，宜选择强壮的动功；性格外向、精神烦躁的阴虚患者，宜选择滋养的静功。医师还需随时注意患者阴阳的盛衰，待患者练功至阴阳趋于平衡时，再根据身体变化的需要，制订新的练功计划，调整适当的功法，不断提高。

行功中，还需注意以下两点。

1. 循序渐进，持之以恒

进行气功锻炼，虽说"旬日可验"，但其效果仍不如药物治疗迅速。由于其取效慢、周期长，常使练功者在一定时间内达不到预期效果，或出现中途停顿，或因此产生追求速效的念头。中途停顿者可能会即刻荒废；追求速效者则容易发生偏差。因此，练功者无论练习何种功法，都要建立信心，培养毅力，坚持不懈，做到"寒暑不易，晨昏无间"。

2. 行为坦荡，松静自然

进行气功摄生疗疾时，应心情愉悦、轻松自然、松静得宜、行为坦荡。松的含义包括两方面：一是精神放松；二是形体放松。庄子曾说"抱神以静，形将自正"。先有精神的放松，才有形体的放松。如此才能从内到外、从上到下、从左到右及头脑躯干、内脏肌肉、关节筋脉都达到松静自然的状态。静的含义也包括两方面：一是精神活动的宁静；二是精神活动的集中。对于初学者而言，精神活动的集中更有实际意义。因为只有精神活动集中，才能"独立守神"，使意念活动集中于一点、一片、一个自然景物、身体的脏腑组织或经络，即所谓以"一念代万念"，真正达到形神协调、松静得宜的状态。

四、调身的作用

1. 放松形体

练功中放松形体能够疏通经络、流通气血。气血的流通有利于荣养形神、调节呼吸、调节内在脏腑功能，以及平衡内外、上下、左右的关系。

2. 补脑安神

通过调身可以避免精神刺激。调身的一个重要内容是闭目，因为目睁开则万物入目而使意动。闭目之后能够隔绝外界干扰，有利于精神意识思维活动的集中统一而导引入静。这样可以使身体功能保持气功状态，内养精神、补益脑髓、安神宁心。另外，调身还特别强调端正身体姿势，因为端正身体有利于精神思维活动保持中正，促进身体精神的有序化运动而荣养精神。

3. 养形益气

通过调身可以安养形体、调节脏腑功能、安脏腑、利关节。同时有利于补肺气、引入自然清气并导引内脏宿气排出、调节呼吸及降低身体能源的消耗。因为身体端正则形体不滞、气血流畅通达。

4.协调形神

形与神俱即形体与精神协调。调身不仅有助于摄身，还能抗衰老。当身体姿势符合气功的要求时自然得宜、易于和神导气、有益于协调形神。形神的相互作用维持着二者的对立统一关系。

中医导引

第三节　中医导引与呼吸（调息）

导引是我国古代将呼吸运动（导）与肢体运动（引）相结合的一种养生术，可见呼吸在导引中占有非常重要的地位。本节将让我们一起了解呼吸（即调息）的相关内容。

呼吸是机体最常见的功能，也是机体最易察觉的生命体征。呼吸为生命活动提供所需能量，并为体内其他化合物的合成提供原料，因此呼吸在我们的生命中起着至关重要的作用。

然而，你真的了解呼吸吗？在日常生活中，我们一般不会刻意去注意呼吸，因为呼吸是下意识的，受非随意系统的控制。但当我们察觉呼吸时，可以适当调整呼吸的深浅，因为呼吸也可以受随意系统的控制。

一、调息的定义

当我们有意识地去调整自己的呼吸，并不断地体会和掌握与自己身体情况相适应的呼吸方法，从而调整机体的功能状态，这就是呼吸锻炼，古人称为"调息"。古代也常把呼吸锻炼称为"吐纳""养气""练气"等。调息被认为是导引习练中的重要环节之一，正确的呼吸锻炼对人的身体健康有很大的帮助，历代练功家、养生家都十分重视它。调息的核心在于"导气"，即通过平和、协调、有目的的呼吸来引导气息，达到气沉丹田、静心止念、吐故纳新、行气活血、防病保健的目的。

二、呼吸方式与调息的作用

不同的呼吸方式参与运动的肌肉是不同的，对机体的影响也是不同的。参与呼吸运动的肌肉包括肋间肌、膈肌、腹壁肌、胸锁乳突肌、背部肌群、胸部肌群等，这些肌肉被称为呼吸肌。

平静呼吸时，吸气为主动过程，呼气为被动过程，这种呼吸方式被称为胸式呼吸。而在用力呼吸时，除了膈肌、肋间外肌舒张外，肋间内肌及腹壁肌也参与收缩，这种呼吸方式被称为腹式呼吸。腹式呼吸又分为顺腹式呼吸法和逆腹式呼吸法。顺腹式呼吸法吸气时膈肌下降，腹部外凸；呼气时膈肌上升，腹部内凹。逆腹式呼吸法则与顺腹式呼吸法正好相反。

由于不同的呼吸方式的发生机制不同，因此它们对人体的作用也会有所不同。现代研究指出，导引中的调息是通过呼吸的生理神经反射机制来影响机体的。通过深而慢的呼吸运动，特别是以腹式呼吸运动为主的呼吸方式，可以增强胸腹腔内脏器的血液循环，促进消化液的分泌，加快胃肠道的蠕动，从而改善消化吸收功能。

三、调息的益处

调息练习不仅可以显著改善膈肌和食管功能，有助于胃食管反流病的预防和改善，还可以通过呼吸的变化增强肺泡的氧交换作用，激发心血管和全身各个系统的功能。此外，调息还可以借助"频率吸引"原理，通过自主调节与主动调节呼吸来达到对内脏生理功能的间接控制，使交感神经、副交感神经系统的兴奋性升高。同时，调息过程中意识对呼吸的调节作用也对呼吸中枢、大脑皮层及自主神经产生影响，使交感神经紧张性下降，副交感神经紧张性增强，储能增强，有利于恢复健康。

调息还可以调节中枢神经系统，通过神经－内分泌－免疫网络使免疫平衡能力得到提高。此外，调息能使呼吸频率变慢、耗氧量降低、人体代谢率降低，对延长机体寿命十分有益。同时，调息也会通过改变呼吸的频率和方式影响机体的骨骼肌肉运动，使其产生相应的变化。例如，调息可通过呼吸运动强化意识对核心肌群的操控，进而加强脊柱的稳定性、调节脊柱的失衡。通过"细、缓、匀、长"的气功调息可有效缓解老年腰腿疼痛及预防老年骨病的发生，甚至有研究表明调息可加速骨折愈合。

综上所述，人体呼吸锻炼经过千百年的发展，呼吸方式变化对身体的益处是确切的、多方面的、有证据可循的。这些益处被文献记载了下来，并在导引的应用中不断发展。

四、导引中调息的运用

调息是导引功法练习的重要组成部分和基础。练习者需要有意识地注意呼吸调整，不断体会和运用与动作变换相适应的呼吸方法。例如，在易筋经、五禽戏等导引功法的练习中都有对呼吸方法的具体要求（具体见相关章节）。通过正确的呼吸方法练习，可以达到形气相合的效果。此外，导引中还有专门用呼吸吐纳来操作的功法，如六字诀。六字诀属于吐纳类调息法，通过口呼"吹""呼""嘻""呵""嘘""呬"这六种字音来延长呼气时间，并以不同的字音来调整相应脏腑的气机运动，从而有针对性地发挥祛邪安脏的作用。

五、如何练习调息

（一）导引中常用的呼吸锻炼方法

传统的导引功法将呼吸分为自然呼吸、腹式呼吸和提肛呼吸等几类，特殊的调息法则包括胎息（体呼吸、脐呼吸）、停闭呼吸、鼻息后呼法、发音呼吸、小周天呼吸法、单相控制呼吸法（如长呼随息法、长吸随息法）、六字诀呼吸法、毛孔呼吸法、仿生呼吸法、丹田呼吸法、穴位呼吸法、单鼻孔交替呼吸法、吞咽气息法以及组合呼吸法等。

下面介绍几种最常用的呼吸锻炼方法，包括自然呼吸法、深长呼吸法、顺腹式呼吸法、踵息呼吸法、六字诀呼吸法和提肛呼吸法等。

1. 自然呼吸法

自然呼吸法是呼吸锻炼的基础，要求练习者在身体放松、排除杂念、心神宁静的状态下，通过意念将呼吸调整至柔和、细缓、均匀、深长的状态，达到呼吸绵绵、意气相随的境界。练习时切勿过度关注呼吸。

2. 深长呼吸法

深长呼吸法是在自然呼吸法的基础上，进一步将呼吸锻炼至匀、细、深、长的程度。练习时，需口齿轻闭，舌抵上腭，以意念引导气息徐徐至丹田，稍作停顿后，再将气缓缓呼出。呼气时，舌尖自然，口齿微开，将气息自丹田经口缓缓呼出，呼气后也稍作停顿。如此反复练习，注意呼吸间要自然停顿，避免憋气。

3. 顺腹式呼吸法

顺腹式呼吸法即正常的腹式呼吸，吸气时腹部逐渐隆起，呼气时腹部逐渐内收凹陷。练习时，需口齿轻闭、舌抵上腭，将气息缓缓引至丹田，小腹随着吸气缓慢鼓起，稍作停顿（意守丹田），随后放松舌体，口齿微开，把气缓缓呼出，呼气后也可稍作停顿（意守丹田），同时随着呼气将鼓起的小腹慢慢缩回。如此反复练习，对胃肠消化功能具有显著改善作用，并对内脏器官起到按摩作用，对大脑皮质功能产生有益影响。

4.踵息呼吸法

踵息呼吸法是指通过意念将气息引至足底的涌泉穴处进行深长呼吸的锻炼方法。吸气时，以意念将气息经丹田、会阴、大腿内侧至足跟，最后达足底涌泉穴处，停顿片刻后呼气。呼气时再以意念将气息自然呼出，呼吸也自然停顿。如此反复练习，要求呼吸时意念集中，呼吸缓慢、柔和均匀，停顿自然。

5. 六字诀呼吸法

六字诀呼吸法是通过鼻吸气、口呼气，并通过默念"吹""呼""唏""呵""嘘""呬"六种字音来调整脏腑、祛除病邪的呼吸锻炼法。每个字音对应一个脏腑。

6. 提肛呼吸法

提肛呼吸法是一种结合肛门收缩放松运动的呼吸锻炼方法。吸气时，慢慢将肛门收缩，提起会阴部；呼气时，将肛门松弛，放下会阴部。结合呼吸反复进行，常用于气虚下陷的内脏下垂、子宫脱垂等病证。

（二）呼吸锻炼的原则

1. 顺其自然

呼吸锻炼要"用意不用力"，用意也要"似有似无"，不能"硬"练。要在自然呼吸的基础上尽量做到自然轻松，这是呼吸锻炼的根本原则。

2. 循序渐进

呼吸锻炼的过程必须循序渐进，不可急于求成。应从自然呼吸开始，逐渐加深呼吸的深度和长度，由简入繁，次数逐渐增加。根据个人体质和具体情况选择适当的呼吸方法，避免盲目追求。

3. 心平气和

呼吸锻炼时必须心平气和，从形体放松、情绪安宁入手。只有形体放松、情绪安宁，机体的新陈代谢才能处于平稳状态，呼吸才会自然平静下来，逐渐趋于有规律的缓慢呼吸。

4. 持之以恒

呼吸锻炼的效果需要逐步积累，因此必须持之以恒。只有经过长时间的刻苦锻炼，才能达到深长匀细的呼吸状态。

第四节 中医导引与心理（调心）

在中国，虽然人民的物质生活水平和健康水平都有了显著提升，但由于现代社会紧张的生活节奏、激烈的工作竞争、复杂的人际关系等因素的影响，精神心理障碍者数量成倍增加，具有现代特征的心身疾病愈发多见。然而，对其康复治疗却是西医学面临的一个难题，而这些方面恰恰是传统中医导引的优势所在。本节主要阐述中医心理学的理论基础及特点，以及中医导引调治心理疾病的机制与作用。

一、中医心理学的理论基础及特点

中医心理学是以中医理论为基石，探讨人的精神心理变化及心理疾病的学科。中医学的基本特征是整体观和辨证施治。在疾病的诊断与治疗方面，除了关注人的整体与局部、机体与外界环境的联系外，还极为重视人的精神心理变化，认为心理变化能影响机体的功能活动，甚至关乎疾病的发生与发展。近年来，中医心理学逐渐受到人们的重视，成为临床调治疾病的重要手段之一。其理论基础及特点简述如下。

（一）藏象学说——"心主神明论"

藏，指藏于体内的内脏；象，指表现于外的生理、病理现象。藏象涵盖了各个内脏实体及其生理活动和病理变化的外在表现。藏象学说是研究人体各脏腑的生理功能、病理变化及其相互关系的学说。中医藏象学说将人体视为一个有机整体，划分为心、肝、脾、肺、肾五大功能系统，各系统各司其职，相互依存，相互联系，共同维系身体的功能平衡。

心主神明论，又称"心藏神"，主要指心具有主宰人体五脏六腑、形体官窍的一切生理活动和人的精神、意识、思维活动的功能。人的精神意识思维活动由五脏协同完成，即"心藏神""肺藏魄""肝藏魂""脾藏意""肾藏志"。在五脏的精神活动中，心起主导作用。《灵枢·邪客》云："心者，五脏六腑之大主也，精神之所舍也。"心主神明的功能与心主血脉的功能紧密相关，血液在脉中运行，是神志活动的物质基础。气血充盈，则心的各项生理功能正常；气血不足，则心的功能衰弱。因此，在神志疾病的治疗与调理中，需重视调心，同时兼顾其他脏腑的相互影响，方能取得理想疗效。

（二）形神学说

形神学说是中医学基础理论之一，也是中医心理学的理论基础。"形"既指形体，也指形态，是外在表现；"神"有广义和狭义之分。广义的神是人体生命活动外在表现的总称，包括生理性或病理性外露的征象；狭义的神指人的精神意识思维活动。中医学强调形神统一，认为有形体方有生命，有生命方能产生精神活动和生理功能，神又能调摄人的功能活动，而形神又需气血充养。因此，神的物质基础是气血，气血又是构成形体的基本物质，而人体脏腑组织的功能活动以及气血的运行，又必须受神的主宰。这种形与神相互依存、不可分割的关系，体现了形神统一、形与神俱的原则。

形神学说是中医心理学诊断治疗疾病的重要理论依据。当脏腑功能失调、气血亏虚时，通过调神可使功能恢复、气血顺畅；当出现某些精神情志失调时，也可通过调治脏腑气血功能，达到神安情舒的目的。这也是中医心理学调治疾病的主要内容之一。

二、整体观、辨证施治的心理学特点

中医心理学与中医学思想一样，受东方哲学思想中儒、佛、道三家的影响最深，展现出东方文化的特色，如强调天人合一、清心寡欲、静观冥想等。中医学在这种文化背景下，长期发展形成了整体观念和辨证施治的两大特点，其中重视观察心理现象便是这两大特点的一个体现。整体观强调"形神一体"，即生理与心理的统一，主张从这种综合分析的视角出发，审视生命与疾病过程的一切现象，因此重视心理现象成为整体观的必然结果。在辨证施治中强调因人、因时、因地制宜，其中的因人制宜就包括了根据不同人的性格、心理状态制订适宜的治疗方法，这突显了心理因素的重要性。在辨证施治中，不仅要关注由七情等心理因素引发的疾病，而且对一般疾病也要考虑心理因素的影响，因为与心理完全无关的疾病是不存在的。如果我们在辨证施治中忽视患者的心理特点和心理状态，那么因人制宜的观点也就失去了意义。因此，重视心理现象是辨证施治的基本要求。可以说，整体观和辨证施治也是中医心理学的主要特点。

三、中医导引调治心理疾病的特点

中医导引是我国劳动人民在长期与疾病斗争中逐渐积累和创造出的形式多样的防病治病、延年益寿的方法，对保障人民身体健康具有重要意义。其主要特点有以下两点。

（一）强调内因的整体疗法

中医导引适应证广泛，很多慢性病、多发病均可通过加入中医导引来增强治疗效果，如颈椎病、腰椎间盘突出症、肩关节周围炎、腰部软组织损伤、胃肠功能紊乱等。对于许多因内伤七情而致的病证，当药物治疗效果不佳时，中医导引可发挥重要作用。这类病证虽伤及相关脏腑，但主要影响其功能，导致内脏气机失调、功能紊乱而发病。中医学认为，心为五脏六腑之大主，主明则下安。在导引锻炼中，首要任务是不断排除杂念，息心宁神，达到入静状态，从而使心能调节功能紊乱的脏腑。这与西医学中大脑皮层的自我抑制后有利于调整和恢复"脑-内脏"间正常功能的原理是一致的，也体现了中医导引治疗的整体性。这种以锻炼人体内部为主的方法，是中医导引的一大特色。

（二）强调意气结合，形神合一

意，即意念、意境。在中医导引锻炼中，"意"的领悟至关重要。锻炼时需做到意念集中而不呆滞，意念能随形体动作的变化而变化，通过动作变化引导气的运行，实现意随形走，意气相随，达到"形随意转，意随心动"的境界。

气，指练功时对呼吸的锻炼，也称调息。习练者需有意识地注意呼吸调整，不断体会、掌握、运用与自身状况或动作变换相适应的呼吸方法。推拿功法的许多动作看似以锻炼力量为主，实则通过锻炼调节内在气、意与气息，达到内劲的积蓄。练内劲者注重意和气的锻炼，而非表面的力量锻炼，具有"练力重气"的特征。

形，指形体，以肌肉、筋骨、脏腑、血脉等组织器官为物质基础；"神"则是以情志、意识、思维为特点的精神活动，以及生命活动的全部外在表现。神本于形而生，依附于形而存，形为神之基，神为形之主。形神合一构成了人的生命，神是生命的主宰。神以形为物质基础，"形具"方能"神生"。

四、中医导引调治心理疾病的机制和作用

中医导引作为中医学的重要构成部分，其治疗方法简便易行、安全经济且实用。它在调整人体阴阳平衡、调和气血、疏通经络、扶正祛邪、改善血液循环、增强机体免疫力和调整身体健康状况方面发挥着重要作用。其独特的方法和显著效果深受广大患者欢迎，尤其在调治精神心理障碍等神志病证方面，更能彰显其独特价值。

（一）调整阴阳，安神定志

《素问·生气通天论》有云："阴平阳秘，精神乃治；阴阳离决，精气乃绝。"阴平阳秘，五脏元真通畅，是人体健康无疾的基石。中医导引针对疾病过程中阴阳失衡的病理状态，通过损其偏盛、补其偏衰的方式，使之恢复平衡。中医学认为，人体正常的生理活动既依赖于各脏腑组织的功能发挥，也离不开脏腑组织间的协同与制约作用，以维持生理平衡。这种整体作用需在心的统一指挥下才能生生不息，正如《素问·灵兰秘典论》所指出："主明则下安……主不明则十二官危。"中医导引能开通闭塞，使五脏元真通畅、阴阳调和，通过功法锻炼激发"元真"，调整五脏六腑的阴阳失衡，协调营卫气血运行，达到五脏元真通畅、人即安和、神归其所的目的。

中医导引锻炼高度重视意念的运用，擅长安神定志。正如练功家所言："全凭心意练功夫。"练静功通过调心达到思想入静，从而进入练功状态。整个修炼过程都离不开心神的调摄作用。其锻炼旨在通过意念集中、思想入静和肌体松弛，达到调养心神、协调脏腑功能，使脏腑关系相对平衡。练功时强调"心者，五脏六腑之大主也"，一旦排除外界干扰，就能发挥

"心"协调脏腑平衡的功能，进而实现"主明则下安，以此养生则寿"。这说明通过练功使心神安宁，才能使脏腑各司其职，发挥作用，从而保持身体健康。

（二）扶正祛邪，培育元气

中医学认为，疾病的发生是正邪相争中正不胜邪的结果。中医导引锻炼有助于增强体质，提高自身抵抗力，其目的在于扶正气、祛邪气，防止正不胜邪。正如《素问·刺法论》所言："正气存内，邪不可干。"《素问·评热病论》亦云："邪之所凑，其气必虚。"为防止疾病发生，首先要使正气旺盛，使邪气无法侵犯机体。即使邪气侵犯，由于正气旺盛，机体能及时战胜病邪而不发病。

中医导引锻炼从扶助正气入手，如"体松""入静""调息"等锻炼内容均属于整体锻炼方法，旨在通过内部力量的逐渐充实来增强体质，提高自身抵抗力。通过功法锻炼达到扶正及培育元气的目的，本身就是一种有效的祛邪方法。因此，培育元气，增强人体抵抗力，是练功的本质所在。如《素问·上古天真论》所述："恬淡虚无，真气从之，精神内守，病安从来。"这正是对功法培补元气的精辟阐述与概括。凡坚持正确锻炼并达到一定功力者，都能感受到练功对改善人体消化、呼吸、心血管和神经系统功能的明显效果，同时能加深睡眠、消除疲劳、增强体力和耐力，提高工作效率。

（三）疏通经络，调理气血

经络是沟通内外、联络上下、运行全身气血的通道。《灵枢·本脏》有言："经脉者，所以行血气而营阴阳，濡筋骨，利关节者也。"气血是人体生命活动和神机活动的物质基础，五脏六腑得到气血的濡养才能发挥正常生理功能。中医学认为"不通则痛"，许多临床症状均因经络气血阻滞不通所致。疏通经络、调理气血是中医临床治疗的重要方法，能改变经络气血的偏盛偏衰、逆乱和阻滞。临床实践中，当经络气血虚弱、脏腑功能减退时，主要表现为虚弱、迟缓等虚证，治疗宜采用偏于补益的功法锻炼；当经络气血偏盛、壅滞不通、脏腑功能亢进时，多表现为邪实、亢盛等实证，治疗宜采用偏于泻实的功法锻炼。

五、导引的基本原则

1. 循序渐进

导引锻炼需持之以恒方能见效，因此，练功者切忌急于求成，应具备信心、决心与恒心。练习时应由易到难，由浅至深，切勿随意更换功法，而应坚持某一功法经常锻炼，日积月累，必有成效。练功时间宜从短至长，次数宜由少至多。根据个人身体素质，合理安排时间，一般每日可练习 1～3 次，每次 20～30 分钟。需注重练养结合，持之以恒，切勿操之过急。只要遵循锻炼要领，假以时日，定能收获良效。

2. 松静自然

练功时，全身放松乃入静之基础，而入静又能促进放松，松与静相辅相成。放松不仅指肢体肌肉的放松，更包括精神上的放松。入静则是在觉醒状态下达到的一种特殊安静状态，此时机体正进行积极的自我调整。入静方法多样，如数息法、听息法、意守丹田法、默念词句法等，其关键在于集中思想，排除杂念，以一念代万念。在自然状态下，松与静相互促进、相互配合，有助于迅速进入气功态。

3. 意气相随

意气相随指练功者以意念活动指导呼吸与真气的运行，使意念与真气运行保持一致。通过意念调节呼吸，达到柔、细、匀、长的效果；以意念引领气的运行，实现"以意领气""意气相随"。练意与练气相结合，通过意守丹田、排除杂念，使意气融合，真气充沛，气血顺畅，从而远离疾病。

4.动静结合

练气功需注重动静结合，静功与动功应相辅相成。可先练静功后练动功，或早晨练动功、晚上练静功，保持正常的动静交替，以达到相辅相成、相得益彰的效果。

使用注意：练习时应以周身微微汗出、无严重疲劳感为宜。因练习引起的肢体酸痛应在 24 小时内缓解。患有明显高血压、心功能不全者不宜练习。

中医导引

第二章

运动与生命健康

第一节　概述

　　中医学是先民通过观察世界万物，将朴素哲学思想与自然医药经验相结合的产物，其产生和发展与中华民族的本土哲学——道家思想紧密相连。中医学的经典著作《黄帝内经》的核心思想便源自道家的黄老学派。在导引术的发展演化过程中，传统道家思想的指导作用得到了进一步的确立和强化。

　　道家思想的创始人老子提出"万物负阴而抱阳"(《老子·第四十二章》)，认为一切事物都具有阴阳对立的属性。中医学沿袭这一思想，认为自然界由阴、阳两大类物质构成，阴阳二气相互依存又相互对立，如同人在高空走钢丝，需通过不断摇摆来维持平衡。自然界的阴阳也在不停运动与变化中维持平衡，一旦失衡，便会导致极端气候的出现。人作为自然界的一部分，同样存在阴阳二气。在正常生理状态下，人体内的阴阳处于动态平衡之中，一旦这种平衡被破坏，某一方过强或过弱，便会出现病理状态，如阴盛阳衰、阴虚阳亢等。

　　中医学的导引术与民间某些功法或气功有所不同，其基本原则遵循中医学的思想及诊疗疾病的方式方法，坚持个体化原则，因人而异、因时而异、因地而异。在选择导引功法时，首先通过望、闻、问、切四诊合参，辨别个人体质及证型，综合考虑后选择合适的导引术，并给出具体的导引要求，以达到平衡阴阳的目的，即《黄帝内经》中所述的"阴平阳秘"状态。因此，几乎所有导引术在开始前都有明确的要求和目标，包括导引时间、维持时长、情绪状态、呼吸配合及导引终止的具体要求等。一般人在选择导引术前，应尽可能寻求医生的帮助，选择适合自身体质、爱好、心肺功能及肌肉骨骼情况的导引及锻炼功法。

近年来，随着人民对健康需求的增加，中医导引术借助网络平台及自媒体焕发了新的生机。然而，因运动方式选择及运动量不当导致阴阳失衡而造成的意外时有发生。研究发现，运动量不达标难以获得满意效果，而运动过量则可能导致运动损伤，甚至猝死等严重后果。因此，有必要对中医导引的运动量问题进行专门介绍。

运动量是指锻炼或运动的量，常用运动时间、数量、组数、距离等指标计算，与人体在体育活动中所承受的生理、心理负荷量有关。其大小由完成练习的数量、强度、密度、时间以及动作的准确性和运动项目特点等因素决定。运动量与选择的运动方式、动作频率和强度、运动维持的时间、一段时间内运动的次数等因素有关。例如，散步或太极拳动作相对缓慢，幅度较小，每日锻炼不超过半小时，不超过一次，对于一般成年人来说属于较轻的运动负荷；而跳绳或短跑动作幅度大、速率高，同样每日一次、每次半小时，则运动负荷明显增加；若参加中长跑或登山徒步，维持时间长，则属于很大的运动量。

健康成人及青少年运动量的评估常采用数心率的方式。一般认为，运动最大心率在120次/分钟以下时运动量较小；120～150次/分钟之间时运动量中等；150次/分钟以上时运动量较大。通常运动量大的人心脏更强壮，心率较常人慢，肺活量也更大。运动员心率常在60次/分钟以下甚至更低，并非代表心脏跳动异常，而是心脏功能更好的表现。

以下概念有助于加深对"运动量"的理解。

生理负荷量：指运动过程中身体对运动量的反应量，一般采用生理、生化指标检测，如每搏输出量、心排血量、最大摄氧量、热量等来判断。运动量的安排应以生理负荷量为依据，老年人运动量的安排一般以不超过生理负荷量为宜。

生理负荷强度：指运动对机体刺激的程度、用力的大小或运动时机体的紧张程度。影响运动强度的因素主要有练习的密度、练习的间歇时间、动作速度、练习所负的重量，以及动作的难度和复杂性等。适宜的运动强度能有效促进身体功能提高，增强体质。近年来，研究显示，短时间的高强度训练对普通成人可能带来更多益处。但强度过大超过身体承受能力，反会使身体功能减退，甚至损害健康。

对于老年人，尤其是合并心肺功能不全者，运动前应根据自身情况分配负荷量及负荷强度。负荷量相对较大时，负荷强度应减小；负荷强度较大时，负荷量（尤其是运动时间）应减小，以免运动过量危害身体。

心理负荷量：指运动或练习时所承受的心理负担量，包括认识、情绪、意志三方面的负荷。不同运动产生的心理负荷量不同，简单运动产生的心理负荷量较小，运动越复杂，心理负荷量越大。运动负荷和心理负荷相适宜才能达到更好的运动效果。

第二节 运动对人体的影响

运动是所有生命活动的标志，只要生命存在，运动就永不停息。一旦运动停止，生命便不复存在，正所谓"流水不腐，户枢不蠹"。

作为最常见的生理性刺激，运动对人体具有调节全身各系统和器官功能的作用。正确合理的运动对改善人体身心功能具有不可替代的积极作用，而错误的运动、过量的运动或久坐的生活方式则可能产生诸多不利影响。

一、运动对骨骼系统的影响

人体的骨骼坚硬而富有弹性，承担着负重、支持、保护、运动、造血和贮藏等多重功能。骨骼的密度及形态取决于施加在其上的力，即"用进废退"的原理。经常锻炼的人群，骨应力增加，骨量也随之增加，表现为骨骼坚实、骨头变粗、肌肉丰满；反之，长期缺乏运动可抑制骨的生长，导致骨量减少，进而造成骨质疏松及骨强度降低。一般而言，经常从事体力劳动的人群骨密度要高于脑力劳动者，长期卧床者的骨骼矿物质含量较正常人明显减少，且卧床时间越长，骨质密度越低。

运动可直接或间接通过地面反作用力和肌肉收缩力对骨骼产生机械应力刺激。如跳绳、跑步等具有冲击性的运动对髋、膝、踝部骨骼具有良好的刺激作用；快速行走及慢跑等承重训练有利于增加腰椎的载荷量，从而维持椎体的密度；等长抗阻训练（如静力性握紧拳头、绷紧足踝等）虽不产生骨关节的运动，但对于骨折患者预防及治疗骨质疏松症较为合适，可避免再次骨折，刺激骨痂生长，增加骨量，加速骨折愈合。

对于骨质疏松患者而言，运动是预防和治疗该病的有效手段。运动可产生应力刺激骨骼，改善骨代谢，增加骨皮质血流量，促进骨的形成。老年人经常坚持步行、适当负重、爬楼梯等运动，可显著降低因骨质疏松导致骨折的风险。近年来，国内学者发现老年人习练太极拳、易筋经、八段锦等传统功法有助于保持耐力、改善肌力、防止肌肉神经协调功能减弱。此外，雌激素是稳定骨钙的重要因素，绝经后女性雌激素水平迅速下降，导致骨钙迅速丢失。而研究发现，运动（包括舞蹈、长跑、太极拳等）可使妇女雌激素分泌增加，减少骨钙丢失，从而有效预防和治疗骨质疏松。

然而，运动量及运动强度过大的运动可能破坏关节软骨的基质和软骨细胞，导致软骨发生退行性损害，尤以膝关节为甚。因此，我国民间有"人老腿先老"的说法，这与关节软骨的生理特点密切相关。对于骨性关节炎患者，应注意减重、减少登山和爬楼梯等动作，积极锻炼股四头肌力量。对于关节或附近骨折的患者，制动后会出现明确的关节软骨退变，而中小强度的适宜运动可重新塑造关节表面，促进关节软骨修复。

二、运动对肌肉软组织的影响

骨骼肌是产生运动的基本单位之一，肌肉的类型、大小、力量对于维持人体姿势、产生运动、预防跌倒等具有至关重要的作用。久坐或制动的人群（如骨折后固定）骨骼肌会出现萎缩，表现为肌肉重量和体积下降。由于肌力与骨骼肌的横截面大小有关，因此萎缩的肌肉会出现肌力下降、易疲劳等现象。长期固定或制动还会引起肌肉、肌腱、韧带延展性下降及弹性减弱，严重者甚至导致上述软组织的挛缩及关节的僵硬。

运动是维持肌肉、肌腱、韧带等软组织形态的主要手段。重量大但重复次数少的训练可增加肌肉的横截面积，使肌肉丰厚、力量增强，常采用抗阻训练；重量小但重复次数多的耐力训练可使肌肉能量供应产生适应性变化，增加肌肉耐力；持续数秒至 2 分钟的高强度训练又称为无氧训练，是训练爆发力的重要手段，但对心肺功能有较高要求，老年人及基础疾病较多的人群需谨慎选择。同时，爆发力训练或高强度的肌肉练习容易导致肌肉疲劳，严重者可能造成运动损伤，特别是软组织的拉伤、挫伤等。

因骨折或其他疾病需要制动的患者，应根据病情尽可能对周围无须固定的软组织进行牵拉和主被动运动，以改善软组织代谢、维持其形态，以及减少萎缩、力量下降及挛缩的风险。

对于老年人群而言，理想的肌肉锻炼内容应包括增加肌力、柔韧性和协调性的运动成分。研究发现，中医传统功法中，太极拳可改善平衡及协调能力、降低跌倒风险；易筋经可增加肌力、改善平衡能力及心肺功能；八段锦和五禽戏可拉伸软组织、增加机体柔韧性及心肺功能。不同的人群可根据自身情况选择不同的导引功法进行锻炼。

三、运动对心血管系统的影响

运动能优化循环调节机制：在运动时，为满足骨骼肌增加的供血及能量代谢需求，心脏及外周血管会适应性地产生变化，如心率加快、外周阻力降低、回心血量增多、血压升高等。年轻时，心脏功能强健，可通过提升最大心率来应对高强度运动；而随着年龄增长，心脏功能逐渐减弱，对高心率的适应性降低，因此所能承受的运动强度也相应下降。若运动过量，可能超出心脏承受能力，增加心脏意外风险。

运动对血压具有双向调节作用：一般而言，运动时收缩压会升高，舒张压变化不大。轻度低血压人群可通过增加上肢力量练习来提升回心血量，进而升高血压。运动后，多数人的收缩压会较运动前有所下降，并维持数小时。长期规律运动有助于整体血压水平下降，因此，对于高血压患者，规律运动是基本治疗手段之一。但需注意，若血压未得到良好控制，运动时应避免憋气式、爆发力强的动作，以防血压升高，引发脑出血等不良后果。

运动对心率的影响与血压相似：运动时心率会相应升高，但长期规律运动可使整体心率维持在较低水平。经常运动的人心脏功能更佳，安静时较慢的心率即可满足机体血液需求，其心脏储备功能明显高于缺乏运动的人群。

此外，运动对心血管功能具有显著的调节作用：它能改善心脏冠状动脉供血，增加对心肌缺血的耐受性；同时，运动还能增强纤溶系统活性，降低血小板黏滞性，从而减少血栓形成的风险。

四、运动对呼吸系统的影响

运动能增强呼吸功能，提高氧气吸入及二氧化碳排出效率。主动运动可改善肺组织的弹性及顺应性，增加肺容量及摄氧量。因此，适量的有氧运动有助于改善肺功能、促进排痰、降低肺部感染风险。运动时建议采用深呼吸方式，避免浅快呼吸，以更好地满足机体对氧气的需求，维持运动状态。

然而，运动中的憋气动作需谨慎对待。虽然憋气在某些静止性大负荷力量练习（如举重、拔河）中可使肌肉张力增加，提升运动表现，但其不良影响也不容忽视。憋气可能导致心脏输出量变化、血压骤升骤降等，容易诱发心脏、脑、眼睛等部位的血管破裂。因此，老年人在进行导引功法等运动时，应配合相应的呼吸训练，尽量避免过于明显的憋气动作。

五、运动对消化系统的影响

运动时，血液主要集中于骨骼肌，导致内脏血管收缩，血流量减少，消化液分泌受抑制，消化能力下降。剧烈运动还可能引起胃肠结构及功能变化，降低胃肠道对营养物质的吸收能力。因此，剧烈运动后常出现食欲下降的情况。但长期来看，适量的运动锻炼能促进胃肠蠕动，增加消化液分泌，从而提升消化和吸收能力。长期进行小强度运动的人群，患胃肠疾病及结肠癌的风险相对较低。

为解决运动与消化功能的矛盾，需注意运动与进食之间的间隔时间。饱餐后血液主要集中于胃肠道，此时运动可能影响消化功能，因此建议适当休息。剧烈运动后，血液尚未回流至胃肠道，也应适当休息，待胃肠道血流基本恢复后再进食。

六、运动对泌尿系统的影响

长期卧床或制动可能导致骨骼中的钙和磷转移到血液中，并通过肾脏排泄。若排泄不及时，钙离子可能沉积形成泌尿系结石。在尿潴留、尿路感染等因素的共同作用下，尿道结石的风险进一步增加。

适度运动能增加肾脏血流，保护肾脏超微结构，减少泌尿系统结石的形成，并改善肾功能。但剧烈运动可能导致肾血流量减少、肾脏血管通透性改变以及肌肉组织分解加重肾脏负担，从而引发运动性蛋白尿和运动性血尿。老年人群应特别注意控制运动量，避免强度过大或时间过长的运动，以防肌肉分解或肾功能损害。

七、运动对内分泌系统的影响

长期卧床或制动常伴有代谢和内分泌系统功能障碍，如氮平衡障碍导致低蛋白血症、肾上腺素和雄激素水平下降以及甲状腺素和甲状旁腺素失衡等。

胰岛素抵抗是指机体对胰岛素的敏感性降低，导致降低同等血糖水平需要更多的胰岛素。研究发现，运动能诱导骨骼肌表达一种酶，增强肌肉功能，从而预防甚至逆转胰岛素抵抗。对于糖尿病患者而言，运动是最基础的干预手段之一。"管住嘴、迈开腿"这句防治糖尿病的六字箴言中，"迈开腿"的重要性不言而喻。但需注意，若运动量过大或时间过长，过多的血糖被肌肉消耗，糖尿病患者可能会出现低血糖的情况。因此，老年糖尿病人群应特别重视运动量的控制。

八、运动对神经系统的影响

肌肉运动主要由大脑皮层、脑干、脊髓三级调控。同时，运动也会反馈于神经系统，通过诱导神经递质、神经营养因子甚至基因的表达来调节神经系统功能。长期卧床或制动的人群由于感觉输入减少，可能出现感觉、情感、认知等方面的异常。严重者甚至可能出现幻觉、谵妄等神经质行为。因此，适量运动对于维护神经系统健康至关重要。

九、运动对免疫系统的影响

运动与免疫功能之间的关系颇为复杂，并非所有运动都对免疫功能有益。研究表明，不同的运动负荷会对免疫功能产生不同的影响：适中的运动负荷能够增强免疫能力，降低感染性疾病的风险。对于老年人群而言，选择行走锻炼是一种不错的方式，以 60% 的储备心率行走，每天 30～40 分钟，每周坚持 5 天，可显著提升相关免疫指标。然而，大强度的运动训练则可能对免疫功能产生抑制作用，导致抵抗力减弱，感冒的发生率增加。

此外，不同人群对运动负荷的反应各异，因此应循序渐进地增加运动量，并注意控制整体运动负荷。若剧烈运动后免疫能力下降，可在医生指导下使用中医药进行调理，如补益气血的中药有助于提升免疫指标，降低上呼吸道感染的风险。运动后，应及时补充糖分、谷氨酰胺及能量，并注意保暖，以免因失温而导致免疫能力进一步下降。

中医导引术中的太极拳、易筋经、八段锦等，是我国传统的体育运动项目，属于中小强度的有氧运动。太极拳动作节奏柔和缓慢，尤为注重关节、肌肉、骨骼的协同运动。其中三合心法——"心与意合、意与气合、气与力合"，整合了人体各器官系统之间的协同工作，使全身各器官的功能得到锻炼和加强。太极拳还强调"意连"，在锻炼时，将注意力集中于行拳之中，强化大脑对动作的敏感度，消除对外界刺激的过度关注，从而专注于动作的完成和意念的集中，对人的精神和心理产生积极的正面影响。

易筋经功法动作舒展，伸筋拔骨，通过强调脊柱的旋转屈伸，带动四肢和内脏的运动；在松静自然、形神合一的状态下完成动作，能够提高各关节的活动功能和身体各部位肌肉的力量，改善神经、体液的调节功能，调理脏腑之气，促进血液循环，达到活动筋骨、疏通气血、防病治病、健身延年的目的。

八段锦则以人自身形体活动、呼吸吐纳、心理调节相结合为要素，具有调神、调息、调身的作用。通过锻炼，使人体精气神和谐统一，达到心身全面健康的和谐状态。

第三节 适量运动的原则

合理适量的运动对身体有着诸多益处，如控制体重，增强肌肉力量，改善睡眠质量，促进新陈代谢及血液循环，优化心肺功能，协助控制血压、血糖、血脂水平，以及减少心脑血管疾病的风险、提升机体免疫力等。

然而，运动虽好，也需科学适量，避免盲目运动。运动量过少或过多，或运动选择不当，都可能对身体产生不利影响。若运动前及运动后身体出现不适，应及时咨询专业医生。

对于老年人群，由于各脏器组织功能已出现不同程度的退行性改变，且常伴有高血压、高血脂、糖尿病、冠心病等慢性疾病，因此，在健身运动中，除了遵循因人而异、循序渐进等原则外，还应特别注意自我监测运动量，以确保运动量适中，避免超量运动带来的负面反应。

一般来说，中老年人应遵循合适、适量的运动原则，选择低强度、长时间的运动方式，如太极拳、易筋经、八段锦、散步、慢跑等。每次运动时间以 30 分钟左右为宜，以微微出汗、不感觉疲劳为度，每周进行 4～6 次。同时，需关注呼吸、心率、血压等重要生理指标，具体监测及指标范围如下。

呼吸：运动时，由于氧气消耗量增加，机体会加快呼吸以满足需求，这是正常现象。锻炼时，呼吸次数不宜超过 25 次/分钟。若运动中出现频繁咳嗽、喘气、胸闷、呼吸困难等症状，应减少运动量或停止运动。对于有基础呼吸系统疾病的人群，如慢性阻塞性肺疾病、慢性肺栓塞、呼吸衰竭等，运动前应充分评估肺功能，并在专业医生指导下制订运动方案。

心率：一般人群可通过测量脉搏来判断运动量。建议运动前、中、后分别测量脉搏，其中运动中的心率水平最为关键。适宜的有氧运动心率约为170减去年龄。例如，60岁的人参加有氧运动时，心率宜控制在110次/分钟左右。若心率超过130次/分钟，则可能已超量，应减少运动量。对于体弱或年龄较大（大于60岁）的人，为了安全起见，可以选择心率在（170－年龄）×0.9以下，或要求运动时心率小于110次/分钟。若运动中发现脉搏次数减少或脉律不整齐，应立即停止锻炼，并及时就医。正常健康老人在运动后5～10分钟内，心率应恢复至运动前水平，若不能及时恢复，说明运动量过大，需进行调整。

血压：长期规律的运动有助于稳定血压。有研究显示，规律运动可使血压下降4～9mmHg。运动时，血压水平一般会升高，尤其是高强度爆发力训练或憋气动作时更为明显。但升高程度与个人心血管特质有关，需个体化监测。运动后半小时，血压水平通常会恢复至运动前水平。若运动后次日早晨基础血压高于原水平20%以上，可能是过度疲劳的征象，应减少运动量。每次运动后，若收缩压上升、舒张压下降，且血压恢复时间正常，则表明运动量适中。若收缩压和舒张压均上升，恢复时间延长，表明身体功能下降；若收缩压上升不明显，而舒张压上升，恢复时间延长，并伴有疲劳、无力等异常现象，应全面检查身体，重新调整运动量。

饮食：老年人适当运动可增强胃肠消化功能，改善食欲，食量稍增。剧烈运动后食欲可能会下降，若运动后食欲持续不佳，需考虑运动过量的可能，并进行适当调整。建议老年人在锻炼前适当摄入少量碳水化合物及水分，运动中适当补充能量，运动后及时补水。对于糖尿病患者，应随身携带糖果或饼干，以防低血糖风险。

睡眠：老年人适量运动通常有助于改善睡眠，但过量运动可能导致失眠加重。若同时出现肢体酸痛难忍，则可能是运动过量的表现。

疲乏程度：运动后，特别是刚开始锻炼时，可能会有轻重不等的疲乏感。随着锻炼的经常化，机体适应性增强，疲乏感会逐渐消失。若开展新的健身运动后，不仅未感到轻松愉快、精力充沛，反而出现困倦、乏力、头晕等不适，则说明运动量过大。

体重：长期有规律的健身运动会增强新陈代谢，减少脂肪，增加肌肉。刚开始锻炼的人，3～4周后体重可能会适当下降，之后长时间维持在一个稳定水平。老年人在健身运动过程中，建议每周在同一时间测量体重1～2次。若近期体重进行性下降，同时伴有乏力、肌肉酸痛等症状，可能是运动过量的表现，此时也应警惕其他恶性疾病的可能性，并及时就医查明原因。

生命在于运动。合适合理的运动锻炼可维持机体各脏器的生理功能，延缓衰退及衰老。不当的运动方式及运动量选择可能造成危害。因此，在选择运动方式前，应认真评估自身功能状态和疾病情况，综合考虑判断后，按照循序渐进、个体化和持之以恒的原则，选择动作缓和、中小强度、长时间的有氧运动为主。运动量应以自我感觉良好、精神旺盛、无过度疲乏及其他不适为度。既不赞成"面不改色心不跳"（这样达不到运动效果），也不赞成"气喘吁吁、汗出如浆"（这种超出人体生理的大强度运动可能对人体造成不良后果）。

下篇

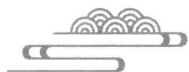

中医导引功法篇

中医学认为，气是无形且运动不息的极细微物质，它是宇宙万物生成的本质。先秦时期的《庄子》就有"通天下一气耳"的论述，并认为"人之生，气之聚也；聚则为生，散则为死"。中医四大经典之一的《难经》也指出："故气者，人之根本也，根绝则茎叶枯矣。"在民间，人们也常说"人活一口气"。气通过人体内部的经络，在五脏、六腑、肌肉腠理、筋膜、皮毛、百骸等身体主要运行系统中周流不息。五脏六腑等大的系统就像自然界中的湖泊海洋，而经络则是连接这些湖泊海洋的河流。

疾病产生的原因，内则为"五脏七情所伤"（喜、怒、忧、思、悲、恐、惊），外则为"六淫邪气所感"（风、寒、暑、湿、燥、火等）。七情内伤与外感六淫共同作用于人体，导致经络堵塞，扰乱五脏六腑的气机正常运行。怒则气上，喜则气缓，悲则气消，恐则气下，寒则气收，炅则气泄，惊则气乱，劳则气耗，思则气结。人体气机逆乱，会影响气血精津液的正常运行，从而导致疾病。七情就像河流中的水变得浑浊，容易产生淤泥；而六淫则是外界扔入河流的垃圾。无论是河流自身的淤泥增多，还是外来的垃圾增多，都会阻塞河道，使水流速度减慢，甚至导致局部不通而产生疾病。这些疾病既包括形体上的症状，也包括神志方面的疾病。

静功（如静坐、站桩、卧功等）与动功（如太极拳、易筋经、八段锦、大雁功、五禽戏等）属于中医的按跷导引这一大类。通过静功与动功的锻炼，可以激发身体的气机，从而恢复人的自愈能力，使身体康复，心情愉悦，达到形神同调、身心疗愈的效果。《黄帝内经》提到："出入废则神机化灭，升降息则气立孤危。"人体的生理活动都依赖于气机的升降出入，包括人体之气机与天地自然之气的交通、脏腑之间的生克制化、精微物质的流行输布，以及自身正气对病邪的抵御祛除等。

除了中医外，中国古代还有道家的丹道、佛家的禅定、武术的气功；而在外国，则有印度的瑜伽术等。这些流派都承认生命的源泉在于人体内部潜藏着无限的气机宝库。

从西医学的角度来看，气机的运行起到了两个重要作用：一是使微血管松弛，改善血液微循环，为细胞提供充足的养分，并将细胞排泄的废物收集排出体外，从而保持细胞的健康；二是充分刺激自主神经系统的交感及副交感神经，使内脏蠕动，相当于对内脏进行按摩，促进内脏的健康。

有学者从微流道的生物化学实验角度来理解经络的实质，认为经络是一个联系身体不同器官部位的高速信息网络系统。每个细胞在分裂前，都需要靠经络送来的信息来决定其分裂方式。气机则是在修复被打乱的经络网络，使身体负责自然痊愈的淋巴细胞、白细胞分子信息能够借由高速网络每天巡行全身，从而发挥功能、解除病痛。

气机运转能够使经络通畅、瘀堵排出、气血充盈、五脏六腑达到平衡状态，使机体各系统功能恢复正常。具体表现：脾胃运化功能改善，腹胀胃痛得以缓解；肝胆疏畅，生气发怒的情绪逐渐消除；心神归位，烦躁情绪得以平复；肾气激发，腰痛尿频的症状得到改善；心肾相交，睡眠质量得到提升。静坐、站桩等方法对身心大有裨益，是现代人推崇的纯自然疗法。中医学所说的神志病，也大多是因为五脏六腑的不平衡所造成的；而经络通畅、五脏六腑平衡后，神志类疾病也可以得到自然疗愈。

中
医
导
引

第一章
静功姿势类中医导引功法

静坐、站桩、卧功都是要求身形定下来，心神收回来，眼、耳、意和心都不向外消耗，积聚精气神，使气机自然生发。气机生发，经络通畅，五脏六腑平衡，即《素问·上古天真论》所讲"虚邪贼风，避之有时，恬淡虚无，真气从之，精神内守，病安从来"。

静坐、站桩、卧功从气机的发动来分，一种是气机自然启动的静坐、站桩、卧功，一种是主动行气，即导引气机的静坐、站桩、卧功。《抱朴子内篇》曰："夫人在气中，气在人中，自天地至于万物，无不须气以生者也。善行气者，内以养身，外以却恶，然百姓日用而不知焉。"再者"服药虽为长生之本，若能兼行气者，其益甚速。若不能得药，但行气而尽其理者，亦得数百岁"。以下介绍这几种功法。

第一节　道家静坐功法

一、概述

静坐是人类特有的一种身心练习，它养心全神，是一个内求的过程。通过修习静坐，人们可以改善体质，深入体验身体内气脉经络的运行，启动气机以加快身体的自我修复。气是身体运行的基本条件，而经络理论则是中医治病的基础，经络壅塞则会导致各种疾病的发生。因此，启动气机、疏通经络，是自愈过程的开始。气机在经络中周流，到达某处时会产生特定的感受，此时应顺其自然，让气机自然地流淌。随着正气的充盈和经络的通畅，病邪得以祛除，各种疾患得以治愈，甚至一些深层的健康隐患也会逐渐消除。因此，静坐被视为一种简单而有效的身心疗愈方法，能够宁心积神、生气生精。

静坐是一个动态的过程，在这个过程中，大脑电生理活动和自主神经系统的活动都在不断变化。静坐能使大脑进入一个不同于睡眠、静息或惰性状态的特殊生理状态，此时认知活动特别活跃。研究发现，静坐通过改善大脑功能，进而改善静坐者的情绪，并通过调节自主神经活动来改善内脏功能，使脑、内脏、情绪和躯体之间达到一种和谐状态，有助于对抗应激、改善心身健康。

在放松入静的状态下，人体大脑受到影响，大脑通过调节自主神经系统的活动来改善内脏的功能，使人处于一种特殊的整合状态。此时，中枢神经系统、自主神经系统、各内脏系统和心理状态都处于良好的协调状态，人体趋于有序化、同步化。在这种状态下，人体能有效对抗应激反应。

此外，静坐还能增强人体的免疫功能，恢复身体的自我修复机制和自我平衡机制，从而有助于缓解生理和心理疾病的症状。

二、锻炼要领

现在介绍两种静坐的方法。第一种是三调安心静坐，即调身、调心、调息，通过调整身体、心理和呼吸，静待自身气机的启动。这种方法看似被动，但实际上，一旦气机启动，它就会变得主动，此时人为的意识应让位给主动的气机，不去刻意导引，不添加其他意识，也不守特定穴位。人只需作为一个旁观者，去观察、跟随、感受气机的运行即可。

第二种是五行导引静坐，这是一种主动导引气机的方法。它按照身体五脏相生的顺序，使气机在五脏中流行，从而促进五行的运化，使五脏重回平衡状态。在进行五行导引时，重点是不要刻意让气机停留在某一脏，而是要按照次第，使气机依次流经五脏，每次都要确保气机完整地走遍五脏，中途不可收功，最后将气机停在下丹田处收功。

三、动作姿势

1. 安心静坐

（1）调身：静坐的首要任务是调身，即调整身姿，使身体达到宁静状态。调身分为静坐前准备和静坐中的调整。

选择一个安静、舒适的空间进行静坐，这样的环境有助于放松和入静。应避免大风、潮湿、阴冷、过热或嘈杂的地方，以防止六淫外邪侵袭身体或影响放松、入静。就座前，穿着应宽松，解除手表、眼镜、项链、腰带等可能阻碍气血运行的物品。手机应调至静音模式，并放置在远离身体的地方，以减少声响振动及辐射的干扰。坐下前，活动全身，调整身躯，使肌肉、关节和各部位放松。活动完毕后，面朝南方正坐，身体与地球磁场相协调，可采用散盘、单盘或双盘的坐姿。注意不要直接坐在地上，以防寒凉之气侵入身体导致生病。座位上可垫一个厚2～3厘米的软坐垫，以保持身体平衡，但不宜过高。

盘坐后，以腰为轴活动腰部和脊柱，再活动肩、臂、肘、腕和头部，使全身大小关节都得到活动，达到松散无力的状态，关键是放松，全身放松。活动放松完毕后，两肩向后微开胸，肩肘自然下垂，颔首含胸拔背，小腹微收，腰椎向后顶，保持脊柱中正、身体端正。脊柱应保持正直，不能弯背或塌腰，确保整个后背在同一平面上。因为脊柱是人体奇经八脉中督脉的所在，督脉也是人体阳脉之海，脊柱旁还有人体五脏六腑输注的背俞穴。脊柱正直则督脉通畅，背俞穴畅通，有利于体内气机的升降通畅，增强五脏六腑的功能，促进健康。

身体端正后，五指分开，两手手心向下，分别放在两膝上。两肩、两臂、两肘、两手、两腕放松，全身放松。嘴唇微闭，牙齿轻叩，舌抵上腭，调身完毕。调身的关键在于放松，全身放松，避免紧张或错误的姿势成为气机流动的障碍。同时，全身放松也有助于入静。

在静坐过程中，如果身体姿势出现明显改变，可以微微调整以恢复静坐前的姿势，但应以不打断静坐进程为宜。

（2）调心：闭目收心，呼吸自然，无思无视无听，当最后一念不生时，便进入忘物忘我、物我两忘的入静状态。人的心神会随着心念而分散，所谓心猿意马、妄念纷飞，则心神分散于多处。若一念不生，则能全神贯注地保养真元。所谓志闲而少欲，心安而不惧，形劳而不倦，气从以顺，各从其欲，皆得所愿。

调心的核心在于如何应对杂念。当杂念出现时，不要对这个念头中的人、物、事进行细究、推论和评判，也不要追溯其源头或预测其结果。只需快速做出简单的"对错"判断，即这个念头是对的，就放一边；那个念头是错的，也放一边。不去深究人、物、事的原委，只要简单地说"对"或"错"。就像一片落下的树叶，叶片落地时只有正面或反面，风一吹就飘走了。树叶落地就离开了大树，念头起也就离开了它起的地方，不要跟着它、拽着它不放，而是让念头随风一吹就飘走了。

（3）调息：呼吸要求细匀长，即每一次呼吸都要均匀、有规律。细：绵绵不断，如游丝般细腻。匀：长短均匀，过程平稳。长：量力而行，尽力而为。呼吸要像涓涓山泉一样清澈而源源不断。调息的步骤如下。

①自然呼吸：平时人们感受不到自己的呼吸，只有刻意去关注时才能察觉。

②鼻呼鼻吸：从自然呼吸过渡到观察鼻子的呼吸，感受鼻子细匀长地一呼一吸。

③数呼数吸：当鼻子能够细匀长地一呼一吸时，开始数自己的呼吸次数，一呼一吸为一次，每组108次，不断循环。

④忘呼忘吸：达到无内无外、无迎无随、忘物忘我、物我两忘、恬淡虚无的境界。

（4）气机启动：《道德经》云："人法地，地法天，天法道，道法自然。"当一念不生或精气神得以积聚时，身体气机便会自然启动，产生酥、麻、酸、痒、热、寒、升、降等感觉。气机启动后，人体的自愈功能将被开启，从而达到治病、养生、延年益寿的目的。

气机启动时，不要用意识去关注某一个穴位或窍位，也不要用意念让气机随意而行。因为意守哪里，就会让那里的气血津液处于紧张状态，造成人为的拥堵，适得其反。此时，我们只需作为旁观者去观察、跟随和感受气机的运行。人体比我们想象的要智慧得多，它会按照自身的规律运行。

（5）收功：收功时返观内视下丹田（神阙穴与命门穴连线的中点），采用握固式：手大拇指抵住无名指指根，其余四指握拳状紧握住大拇指。返观内视可以收心收神，让流动的能量气机归根复命。静坐时身体的毛孔、穴位会打开，使天地人的能量相互交流；收功时要关闭全身的毛孔穴位，握固式起到这样的关闭作用。握固式后，吞口中津液，并用意念把津液送到下丹田九次以结束静坐。

2. 静坐运化五行

在完成调身、调心、调息后，或在调身完毕后，即可进入运化五行的练习，运化五行实则运化五脏。

首先，返观内视下丹田。接着，推动下丹田的气进入肾脏，并按照相生顺序（水生木，木生火，火生土，土生金，金生水，即肾－肝－心－脾胃－肺－肾）来运化五行。在想象中，五脏的形状与解剖学中的实体基本对应，其中脾胃对应的是胃及胃下部的一部分区域。

当气推动至内脏后，需配合呼吸进行运化。吸气时，相应脏器微收；呼气时，相应脏器放大。按照此方法，进行三、六、九次或更多的三十六次循环，最终都将回到肾脏，并从肾脏将气收回下丹田以完成收功。

（1）开始，吸气，呼气，返观内视下丹田，推动下丹田之气进入两肾。接着，吸气，呼气，两肾放松；再吸气，两肾微收；呼气，两肾放大。如此重复三次。

（2）吸气，呼气，推动两肾之气到肝脏。吸气，呼气，肝脏放松；再吸气，肝脏微收；呼气，肝脏放大。如此重复三次。

（3）吸气，呼气，推动肝脏之气到心脏。吸气，呼气，心脏放松；再吸气，注意心脏要缓慢地微收；呼气，心脏放大。如此重复三次。

（4）吸气，呼气，推动心脏之气入脾胃。吸气，呼气，脾胃放松（注意：脾位于胃下，脾胃涵盖胃和脾）；再吸气，脾胃微收；呼气，脾胃放大。如此重复三次。

（5）吸气，呼气，推动脾胃之气到两肺。吸气，呼气，两肺放松；再吸气，两肺微收；呼气，两肺放大。如此重复三次。

（6）吸气，呼气，推动两肺之气入两肾。吸气，呼气，两肾放松；再吸气，两肾微收；呼气，两肾放大。如此重复三次。

（7）重复步骤（2）至（6），即肾到肝，肝到心，心到脾胃，脾胃到肺，肺到肾。五行按照相生的顺序一遍遍地循环。

（8）最后收功，吸气，引两肾之气到下丹田。接着，慢慢地将呼吸转为自然呼吸。

（9）收功时，再次返观内视下丹田，采用握固式。手拇指抵住无名指指根，其余四指握拳状紧握住拇指。返观内视有助于收心收神，使流动的能量气机归根复命。静坐时，身体的毛孔、穴位会打开，促进天地人能量的交流；收功时，则需关闭全身的毛孔和穴位，握固式即起到这样的作用。完成握固式后，吞口中津液，并用意念将津液送到下丹田九次，以结束静坐。

四、注意事项

在练习运化五行时，坐姿的选择很重要。双盘的效果通常比单盘好，单盘又比散盘效果好。然而，不要刻意追求自身无法达到的盘坐方式，以免拉伤肌肉、筋腱，甚至伤及骨骼。

每次运化五行时，最好要走完完整的一遍，不要在中间任何一脏处收功。

中医导引

第二节　道家站桩功

一、概述

站桩是一种让身体保持相对静止状态的锻炼方式，旨在调动全身气机、疏通经络、调和气血，从而达到祛病延年的效果。站桩被誉为最佳的"固本培元"之法，古人有云："要把骨髓洗，先从站桩起。"相较于其他运动方式，站桩对身体疗愈的效率更高，甚至能治愈深层次的疾病及隐疾。

站桩要求桩形稳固，即两脚不可挪动，身形亦需保持不动，如同树桩般牢牢扎根于地。站桩种类繁多，蹲马步便是其中之一。对于太极拳而言，每个姿势单独拎出，静静站立，亦可构成多种桩式。

站桩能深入启动气机，气初行于人体浅层经络，随积累而渐通深层经络及瘀堵部位。站桩初期，体表皮肤会感知气之流动；继而疏通已有瘀堵、酸麻疼痛等症状的膝盖、肩肘、腰部、颈部等浅表部位；再深入这些部位的更深层经络。达到一定阶段后，气机会深入五脏，进行修复，消除人体深层次隐患；最终阶段，气机将进入骨头、骨髓，使人体疾患全消，达到无病无痛的巅峰状态。气机运行过程中，每至瘀堵处，酸麻胀痛感会加重，瘀堵清除后，疼痛消失，或进入下一瘀堵点，直至清除所有隐疾。站桩的最大特点是简单高效，无论在室内还是在室外，只需摆好姿势，站立不动，长期坚持，经络疏通，即可达到无病状态。

二、锻炼要领

以下介绍无极桩和保元桩两种桩式。

1. 无极桩

（1）姿势：面朝南自然站立，两脚微微打开，不并拢也不并紧。活动身姿，以腰为轴转动腰部、脊柱，活动肩、臂、肘、腕等，使全身大小关节活动开，达到松散无力的状态，关键在于放松。两肩向后，肩肘自然下垂，颔首，含胸拔背，小腹微收，腰椎向后顶，脊柱保持中正，身体保持正直。脊柱需正直，不能弯背塌腰，确保整个后背在同一平面上。脊柱为督脉所过，督脉乃人体阳脉之海，脊柱旁还有五脏六腑输注的背俞穴。脊柱正直，督脉畅通，有利于体内气机升降通畅，增强五脏六腑功能，促进健康。但核心仍是放松，全身放松，气血才能更流畅的运行。

身体端正，两肩、两臂、两胯、两膝放松，全身放松。两肘、两手、两腕自然下垂，两掌心朝大腿，相对而放。嘴唇微闭，牙齿轻叩，舌抵上腭。关键在于放松，避免紧张或错误姿势阻碍气机流动。放松有助于入静。

（2）要领：闭目收心，呼吸自然，无思无视无听，直至进入忘物忘我、物我两忘的入静状态。

因体内气血不均衡，站桩时身体可能会微微摇动，如同随风摆动。这种摆动是身体轻微倾斜时自动纠正的结果，不断倾斜与纠正形成摆动，使身体如青松般屹立不倒。

站桩是在静中求动，无极而太极，无为而无不为。每个人的动处不同，气机启动时，不要刻意关注某一穴位或窍，既不守一穴，也不死守一窍。更不要用意念引导气机随意而行，意守何处都会让气血津液处于紧张状态，适得其反。只需作为旁观者观察、跟随、感受即可。

若杂念出现，不要深究其中的人、物、事，不作推论、评判，不追溯源头、预测结果。只需快速做出简单的"对错"判断，对的放一边，错的也放一边。不去探究其来龙去脉，只说"对与错"。如同落叶落地，只有正面或反面，风一吹即飘走。念头起时，也让它随风飘走。

收功时，返观内视下丹田，手拇指抵无名指指根，其余四指握拳状紧握住大拇指，形成握固式。返观内视可以收心收神，让流动的能量气机归根复命。站桩后，身体毛孔穴位打开，与天地人能量交流，收功时需关闭全身毛孔穴位，握固式起到关闭作用。握固式后，吞口中津液，并用意念将津液送到下丹田九次结束。

2. 保元桩

（1）保元桩要领：可在站无极桩时感知体内气动，随后进入保元桩站桩状态。亦可直接调整身姿后，开始站保元桩。一般而言，手心高度不应超过肚脐。保元桩在培补元气方面效果显著，并能开通十二经脉。

（2）保元桩姿势：双脚自然打开，与肩同宽，根据个人舒适度，可选择平行、内八字或外八字站立。两臂自然下垂，脊柱保持正直，膝盖微弯，仿佛坐于高凳之上。随后，两手抬起，掌心不超过肚脐，掌心相对，呈抱球状，停留于小腹前方。闭目，两眼珠微向下垂，目光聚焦于所抱之"球"。

闭目收心，呼吸自然，注意力可集中于目光所及之"球"。

站桩过程中，若出现自发动作，需保持桩形不变，手脚固定不动。气机启动时，切勿刻意关注某一穴位或窍位，既不守一穴，也不死守一窍。同时，不可用意念引导气机随意流动，否则会使气血津液处于紧张状态，人为造成拥堵，适得其反。人体远比我们想象的智慧，它会按照自身的规律运行。杂念浮现时，可将注意力重新聚焦于目光所及之"球"，以消除杂念。在保元桩过程中，需保持桩形、手型不变，脚部不挪动。随着气机的流动和经络的疏通，身体会逐渐修复，并可能出现一些排病反应，如出汗、流鼻涕、呃逆、咳嗽、发冷、发麻发痒、打哈欠、流泪等，均属正常现象。当气机积累到一定程度时，还可能出现气冲病灶现象，即原来瘀堵的部位（甚至长时间的隐患）重新出现酸麻痛，但这些疼痛会逐渐减轻直至瘀堵消除。

若气冲病灶的部位是心脏，且疼痛剧烈，可暂停站桩，待气机平静后再继续，或适当减少站桩时间以减轻心脏疼痛。站桩是一个长期积累的过程，坚持下去，我们将能体会身体的自愈过程，了解身心的逐渐变化，以及人体的奇妙之处。

在站桩启动气机疏通经络时，由于经络瘀堵可能导致气机流动不顺畅，身体或身体局部可能会出现抖动现象，如躯干抖动、腿脚抖动、手抖动、头部抖动等。此时无须担心，一般情况下，经络疏通后或气机流动减少时，抖动现象会自然消失。若站桩时身体摇摆幅度过大，特别是躯干和腿脚部分，可采取两脚尖内扣的内八字站姿，以增强身体稳定性，避免失去重心而摔倒。

站桩时，应选择安静、舒适的空间，便于放松和入静。一般应避免大风、潮湿、阴冷、过热、嘈杂等环境，以免六淫外邪侵袭身体或影响放松、入静。同时，应远离高台、悬空等易坠落的地点，以防摔倒后发生危险。站桩前，应穿着宽松衣物，卸下手表、眼镜、项链、腰带等可能阻碍气血运行的物件，并将手机设置为静音模式，放在远离身体的地方，以避免声响、震动及辐射等干扰。站桩前还需调整身躯，活动全身肌肉、关节和部位，以达到全身放松的状态。活动完毕后，面朝南站立，使身体与地球磁场相协调。

第三节　道家卧功

一、概述

卧功，亦称睡功、懒功，通常是静坐或站桩等功法的辅助练习方式。长期练习卧功，同样可以达到祛病强身、延年益寿的效果。

育阳卧功，其关键在于神阙穴。神阙穴，即我们通常所说的肚脐，位于人体腹部中央。在孕期，胎儿通过脐带与母体相连，这里是营养供给的重要通道。婴儿出生后，神阙穴在人体中依然占据着举足轻重的地位。它内连五脏，前通任脉，后应督脉，地处中州，是人体的重要枢纽，同时也是人体与外界气机交流的关键穴位。

二、锻炼要领

平躺仰卧，枕头高度以个人舒适为宜，两肘自然置于身旁，两腿微张而非紧闭，足尖自然向外展开，两脚掌呈外八字状。全身放松，确保每个关节、每块肌肉都处于松弛状态。两手掌重叠，轻轻放在神阙穴上，掌心向下，对准神阙穴。男士左手掌在下，右手掌在上；女士则右手掌在下，左手掌在上。舌抵上腭，双唇微闭，牙齿轻叩。

三、动作姿势

闭目凝神，呼吸自然，返观内视，做到无思、无视、无听。当达到一念不生的境界时，便进入了忘物忘我的入静状态。若此时有气机启动，在体内流动，切勿主动导引气机，而应作为旁观者去观察、跟随和感受。气机停止后，以握固式收功。若练习卧功时不慎入睡，也可在第二天起床时以握固式收功。握固式后，吞咽口中津液，并意念将津液送至下丹田，重复九次即可结束。

第四节 云中养生易筋经

一、概述

1.概念

云中，此处特指云南中医药大学；养生，乃养生保健的简称；易，意为改变、变化或改良；筋，则指筋脉。《说文解字》解释："筋，肉之力也；腱，筋之束也。"筋包括肌肉、肌腱、韧带、筋膜及关节等组织。而经，在此处可理解为方法、经验或学问。易筋经，即通过发挥个人主观能动性，进行全面身心锻炼，旨在改变并强健筋骨的一套传统功法。它借助特定的姿势，结合呼吸诱导，逐步加强筋脉与脏腑的功能。

2.起源

相传易筋经为南北朝时期的达摩祖师所创。在已有的版本中，以章氏辑本的《易筋经》为最早，该书成书于清道光三年（1823年）。清代潘霨于咸丰八年（1858年）整编了《易筋经十二图》，并将其收录于《卫生要术》中。而后，清光绪七年（1881年），王祖源摹刻了《内功图说》，使得易筋经得以广泛流传。

3.作用

易筋经作为一种强身保健的锻炼方法，能够畅通周身血脉，增强人体肌肉力量，使内外皆强健。它仿效了劳动人民春耕、载运、进仓、收囤等农活姿势，演化出一套形象生动的锻炼动作。此功法不受场地限制，锻炼全面且不易出错，长期坚持可使人内壮外强。

二、锻炼要领

1. 特点

易筋经的特点在于动作与呼吸的密切配合。整套功法始终采用静止性用力，实现气与意合、意与力合的境界。呼吸、形体与意识三者协调统一。此外，易筋经的每一势都与人体相应的一条经筋相对应。因此，易筋经十二势与人体十二条经筋相匹配。在锻炼时，不仅相对应经筋循行路线上的肌肉和韧带得到锻炼，还能对相应脏腑、经络的疾病起到治疗作用。

2. 要求

锻炼易筋经时，需遵循松静自然、准确柔和、意守丹田、持之以恒的原则。

三、基本功势

（一）韦驮献杵势

【原文】

立身期正直，环拱手当胸，气定神皆敛，心澄貌亦恭。

【练习方法】

预备式：并步站立，两目平视前方，头如顶物般竖直，口微张或闭，舌抵上腭，上颏微收，神情安详。含胸拔背、直腰蓄腹，收臂松肩，提肛松胯，两臂自然下垂于体侧，中指贴近裤缝，双膝微屈，两脚相靠，足尖并拢。呼吸自然平和。

1. 两臂展平： 随吸气，两臂同时外展至水平位置，肩、肘、腕呈直线。掌心向下，拇指与其余四指分开，尽力伸展，使虎口角度接近 90°。根据个人情况，可保持此姿势 3 ～ 15 分钟。

2. 抱掌合拢： 随呼气，旋臂使两掌心向前慢慢合拢，于胸前合掌，呈童子拜佛状，手掌与前臂成直角，双掌根相抵。根据个人情况，可保持此姿势 3 ～ 15 分钟。

3. 旋臂指胸：随吸气，两臂内旋，五指尖对准胸部，中指尖与天突穴相平。在保持双掌根相抵的同时，双上肢尽力向外撑开，双肩关节放松。根据个人情况，可保持此姿势 3 ～ 15 分钟。

4. 环拱抱球：呼气时，两臂缓缓拉开，双手在胸前抱成球状，沉肩垂肘，掌心内凹，十指微屈，指端相对。根据个人情况，可保持此姿势 3 ～ 30 分钟不等。

收势：先深吸气，然后缓缓呼出，随呼气两手同时缓慢下落至身体两侧，收左脚恢复预备姿势。

【锻炼经筋】

手太阴肺经筋。起始于拇指桡侧缘，沿拇指桡侧上行经大鱼际后结于大鱼际之后部，过腕关节沿桡动脉外侧上行至前臂内面桡侧，结于肘关节处，继续上行经过上臂内侧进入腋下，从缺盆（锁骨上窝）穿出后结于肩关节前部（肩髃）前侧。再从腋下穿出后行于整个胸部并结于胸里，呈放散状分布于膈肌处与手厥阴经之筋相交合于膈下并抵于季胁部，在季胁部两条经筋相互交会。

在韦驮献杵势的锻炼中，需尽量保持双上肢内侧肌肉、韧带的静止性用力状态。

【动作要领】

两足间距与肩宽相等，全身放松而不失挺拔。头如顶物般竖直，口闭或微张以舌抵上腭为宜；上身保持端正状态并松开两肩以蓄腹收臂；当两掌心相对时应呈拱手抱球状；呼吸自然深沉并以慢呼为主；全神贯注并心平气和地使气沉于丹田之处。

【防治疾病】

此势可预防和治疗气喘、咳嗽、咳痰胸痛、咽喉不适或疼痛以及声音变异等症状；同时对鼻塞流涕或水肿等肺系疾病也有一定疗效；此外还可用于预防和治疗肺炎、哮喘、气管炎以及支气管炎等呼吸系统疾病；并对高血压、肺心病以及老年慢性支气管炎等病证具有辅助治疗作用；同时对肩周炎、肩峰下滑囊炎以及肘关节和腕关节损伤和颈椎病等也具有防治效果。

（二）横担降魔杵势

【原文】

足趾挂地，两手平开；心平气静，目瞪口呆。

【练习方法】

预备式：同韦驮献杵势。呼吸自然。

1. 两手下按： 随吸气左脚向左平跨一步与肩同宽；随呼气两手用力下按至掌心朝地且指端向前之状，此时需保持肘部挺直状态。

2. 提掌前推： 随吸气两手翻掌上提至胸前并掌心朝天；随呼气拇指外侧着力转掌，并使双掌四指朝前，徐徐向前推出至与肩平且宽与肩宽的程度。

3. 两手平开： 当双上肢推至平直状态时，随吸气两手同时向左右分开，并以拇指外侧用力为主使两臂左右伸直一字分开且肩、肘、腕保持水平成一直线状态；同时需将拇指与其余四指分开并尽力伸展使虎口接近90°并以食指用力为主（即双手横担状）。

4. 翻掌提踵： 随呼气两手同时翻掌使掌心向下；同时膝关节伸直并提起足跟使双足脚趾着地且两目圆睁闭嘴咬牙状；根据个人情况可保持此定势3～15分钟不等。

收势：先深吸气然后徐徐呼出并慢慢放下两手及两足跟后收左脚恢复预备姿势状态。

【锻炼经筋】

手阳明大肠经筋：起始于食指桡侧端并沿掌背第二掌骨上行结于腕关节背面桡侧部；过腕关节后沿前臂背面桡侧上行结于肘关节外侧部；过肘关节后沿上臂外侧（臑部）上行结于肩关节肩峰端（即肩髃）；并分出一个分支绕过肩胛部后顺着脊柱两侧进行分布；直行的主干经筋则从肩峰端（肩髃）向上行走至颈项部；此处再分出一个分支走向面颊部并结于鼻旁颧部；而直行的主干支则继续向上行走于手太阳小肠经筋的前方，并向上走行至左前额部后联络于头部，而向下行走至右侧下颌部。

在横担降魔杵势的锻炼过程中除需尽量保持食指及上肢部肌肉韧带的静止性用力状态外，还应保持两目圆睁闭嘴咬牙以及面部肌肉的静止性用力状态为宜。

【动作要领】

两手平开，与肩一字平，肩、肘、腕尽量保持一条直线；在保持身体平衡的前提下两足跟尽力提起，以脚尖着力；两肩沉重，如负重担；深长呼吸；心平气静，两目睁大睁圆，紧闭嘴唇，用力咬牙。

【防治疾病】

此势可预防和治疗便秘、腹痛腹胀以及腹泻便下脓血和水肿等大肠系统疾病症状；同时还可用于预防和治疗肠炎以及特异性及非特异性结肠炎等肠道系统疾病；并对支气管炎高血压以及肺心病和老年慢性支气管炎等呼吸道系统疾病也具有一定疗效；此外对肩周炎三角肌下滑囊炎，以及肘关节损伤、腕关节损伤和颈椎病等病证也具有防治作用。

（三）掌托天门势

【原文】

掌托天门目上观，足尖着地立身端；力周骽（腿）胁浑如植，咬紧牙关不放宽；舌可生津将腭抵，鼻能调息觉心安；两拳缓缓收回处，用力还将夹重看。

【练习方法】

预备式：同韦驮献杵势。

1. 平步静息：左脚向左横跨一步，与肩同宽，平心静气，自然呼吸。

2. 提掌胸前：随吸气，两手同时上提至胸前，掌心朝下，掌心内凹，两手掌指端相距3～5厘米，双掌平胸不能高于肩部。

3. 翻掌托举：随呼气，两手掌同时翻掌，掌心朝天，上举过头，两手掌指端相距约5厘米，四指并拢，指端相对，拇指与四指尽力分开，两手虎口相对应地呈一个四边形。

4. 提踵上观：随吸气，头后仰，两目注视掌背，双膝关节伸直，足跟提起，双足脚趾着地。自然呼吸，根据自身具体情况，定势可保持3～15分钟。

收势：先深吸气，徐徐呼出，同时两手掌化拳，拳心朝面部，双上肢用力，缓慢收至腰际。自然呼吸，收左脚回预备姿势。

【锻炼经筋】

足阳明胃经筋：起始于足第二趾、第三趾及第四趾三个脚趾，沿足背部向上行走并结于足背，过踝关节后小腿前外侧斜向外上方行走至腓骨，向上结于膝关节外侧，沿大腿前外侧直上，结于髀枢（髋关节部），再向上沿胁部走行并联络脊柱部位；其中向上直行的一个分支，从足背向上沿胫骨外侧，结于膝关节部；并由此分出一支经筋，结于腓骨外侧部，此支与足少阳胆经筋合并；而直行的经筋沿伏兔（股四头肌）部上行，结于髀（髋关节部）部而会聚于生殖器。主干的经筋再向上分布于整个腹部，向上行走结聚于缺盆（锁骨上窝），再向上走于颈前部，沿口唇环绕一周，合于鼻旁整个颧部。继而向下结于鼻，再从鼻旁合于足太阳膀胱经筋。足太阳经筋维系、支配着上眼睑的运动，足阳明胃经筋维系、支配着下眼睑的运动。而从颧部分出的另一支经筋，通过面颊部，结聚于耳前。

掌托天门势在锻炼过程中，尽量保持双下肢前外侧、两胁部、双上肢肌肉、韧带的静止性用力，同时微微收紧会阴、肛门部。

【动作要领】

两臂上举，不宜过分用力；脚尖着地以足跟不能再向上提升为止，初学者可不抬足跟，待练习日久再逐步上提足跟。两目上视掌背，视指内视、意视，不需过分抬头仰视，不需实实在在地看到掌背；提起的足跟须微向左右两侧分开，使三阳之气血上升，合络督脉。督脉阳气均衡，背后三关（玉枕、夹脊、尾闾）自然流畅，姿势平稳。舌抵上腭、咬牙、提肛以交通督、任二脉。

【防治疾病】

此势可以预防、治疗胃脘痛、胃脘痞胀、食欲不振、恶心呕吐、嗳气、呃逆、泛酸等胃腑病证，还可用于急慢性胃炎、食管炎、消化不良、消化性溃疡等消化系统疾病的预防与治疗，以及肩关节周围炎、颈椎病、膝关节骨性关节炎、腰背痛、坐骨神经痛等疾病的防治。

（四）摘星换斗势

【原文】

只手擎天掌覆头，更从掌内注双眸，鼻端吸气频调息，用力回收左右伴。

【练习方法】

预备式：同韦驮献杵势。

1. 握拳护腰：两手握拳，拇指紧握于拳心内，两拳提至腰侧，拳心向上，平心静气，自然呼吸。

2. 丁步下蹲：随吸气，右足向前跨半步，两足相隔一拳，成丁字步势。左腿弯曲下蹲，右足尖着地，足跟提起，虚点地面。重心基本放置在左腿。

3. 按腰勾手：随呼气，左手握虚拳靠于腰眼，右手五指并拢屈曲如钩状，腕关节屈曲90°，右上肢沿胸向上举起，至身体右侧，右手腕关节内旋，举于头上方，离前额右侧约一拳（10厘米）。

4. 目注掌心：随吸气，右手指端向右略偏，头同时略向右侧抬起，双目内视、意视右掌心。吐气，使气下沉丹田，两腿前虚后实。根据自身具体情况，呼吸保持深吸慢吐，定势可保持3～15分钟。

收势：深吸一口气，徐徐呼出，同时还原至预备姿势。

左右交换，功势要求相同。

【锻炼经筋】

足太阴脾经筋：起于足第一趾内侧端，向上沿足背第一趾内侧，上行结于踝关节内侧，向上沿小腿前内侧直行，结于膝内辅骨（股骨内侧髁与胫骨内侧髁构成的骨突处），沿大腿内侧缘向上行走，结于髀部（髋关节内侧），会聚于生殖器；再向上行走至下腹部，结聚于肚脐部，接着沿上腹内，向上行走，结于肋骨，分散广布于胸中，其中行走于内部的经筋则依附于脊柱两旁。

在摘星换斗势的锻炼过程中，尽量保持足内侧、小腿前内侧、大腿内侧、腹胸部及上肢内侧部的肌群和韧带的静止性用力。同时要敛臀松胯。

【动作要领】

单手高举，五指须捏齐，屈腕如钩状；肘向胸前，指端向外，头微偏，松肩。两目注视掌心；舌抵上腭，口微开，呼吸调匀，臀微收。双腿成丁字步，前虚后实。

【防治疾病】

此势可以预防、治疗腹痛、腹胀、不欲食而纳少、便溏、浮肿、浑身困重、内脏下垂、慢性出血、倦怠、乏力、消瘦等脾脏病证。还可用于糖尿病、肥胖症、高血压、高脂血症、过敏性紫癜、胆囊炎、类风湿关节炎等免疫、代谢系统疾病的预防与治疗，以及肱骨外上髁炎、腕管综合征、肩关节周围炎、颈椎病、膝关节骨性关节炎、腰痛、坐骨神经痛等疾病的防治。

（五）倒拽九牛尾势

【原文】

两腰（腿）后伸前屈，小腹运气空松，用力在于两膀，观拳须注双瞳。

【练习方法】

预备式：同韦驮献杵势。

1.握拳护腰：左脚向左平跨一步，呈开立步势。两手握仰拳护腰。平心静气，双目平视，呼吸自然。

2.马步提掌：随吸气，屈膝下蹲成马步，两拳下按至两腿之间。随呼气，再用力上提至胸前，由拳化掌，成抱球状。头端平，目前视，前胸微挺，后背如弓，沉腰屈膝，两脚踏实，松肩垂肘。

3. 左右分推：随吸气，旋转两掌，使掌心各朝向左右，腕关节背伸，徐徐用力左右分推，至肘关节伸直。肩关节放松、挺肘（肘关节伸直）、腕关节背伸，肩、肘、腕相平成一条直线。根据自身具体情况，定势可保持 1～2 分钟，自然呼吸，深吸慢吐。

4. 弓步搜紧：随吸气，身体向左侧旋转，呈左弓右箭步势。同时两上肢运动，握拳在胸前交叉，画一弧形圆圈，左上肢外旋，屈肘成半圆状，手握空拳用力，掌心朝向面部，拳的高度不超过眉毛，双目注拳，肘关节不超过膝关节，膝关节不超过足尖。右上肢内旋后伸，置于身体后侧。双手同时作扭转性用力，左上肢外旋，右上肢内旋，双上肢呈扭转性用力，吐气，气沉丹田，保持姿势。根据自身具体情况，呼吸保持深吸慢吐，定势 3～15 分钟。

收势：深吸一口气，徐徐呼出，身体转正，还原成预备姿势。左右交换，姿势相同。

【锻炼经筋】

手少阴心经筋：起于手小指内侧，向上行走，结于手掌后小指侧的豌豆骨处，沿前臂尺侧缘上行，结于肘关节尺侧缘的内侧，沿上臂内侧缘进入腋窝内，与手太阴肺经筋交会，向内伏行进入于乳里，结于胸中，并沿膈肌向下行走联系肚脐部。

在倒搜九牛尾势的锻炼过程中，通过双上肢的扭转性用力，如拧绳状保持手掌面尺侧缘、前臂和上臂内面尺侧缘的肌群和韧带的静止性用力。并沉腰坐胯，气沉丹田，引导心肺之气，归于丹田。

【动作要领】

两腿前弓后箭，前腿膝关节屈曲90°如弓状，后腿笔直如箭；前肘微屈，形似半圆形，呈外旋向后用力，拳高不过眉，肘关节不超过膝关节，膝关节不超过足尖。后肘微屈，呈内旋向前用力，两臂同时作扭转用劲，如绞；双目注拳心（内视、意视劳宫穴），重心下沉，重心放于腰胯。鼻息调匀，沉腰坐胯，少腹放松，藏气含蓄，用小腹呼吸，即运气于丹田。

【防治疾病】

此势可以预防、治疗心悸、怔忡、心痛、心慌胸闷、心烦、失眠、多梦、神昏、神志错乱等心系的病证。其还可用于冠心病、心脏功能性疾病、心神经症、心肌劳损综合征、心肌缺血综合征、高血压、癔症、焦虑症、抑郁症等心脑血管系统、神志系统疾病的预防与治疗，以及肱骨内上髁炎、腕关节扭伤、肩关节周围炎、颈椎病、膝关节骨性关节炎、骶髂关节损伤、髋关节损伤等疾病的防治。

（六）出爪亮翅势

【原文】

挺身兼怒目，推手向当前，用力收回处，功须七次全。

【练习方法】

预备式：同韦驮献杵势。

1. 并步握拳：并步直立，两手拇指固握于拳心内，立拳护腰。平心静气，自然呼吸，调匀呼吸。

2. 提掌前推：随呼气，两手缓缓上提至胸，由拳变掌，掌心向上，拇指桡侧用力领劲（双手拇指桡侧用力前推，才能保证向前推出时保持双上肢的平衡性），徐徐向前推出，推至两臂伸直，高与肩平，宽与肩宽。

3. 内旋翻掌：接上势的继续呼气，两手缓缓旋腕翻掌，掌心向下，两手拇指相对，四指并拢朝向前方，肩、肘、腕、掌相齐平，基本上成一条直线。

4. 坐腕亮翅：气沉丹田，吐尽体内浊气，同时两腕关节尽力背伸，成坐腕翘指的姿势，肘关节伸直，腕关节背伸，力贯于掌指。坐腕亮翅时，头如顶物往上领，两目平视指端，膝关节伸直足底踏实地面。

5. 握拳回收：随吸气，旋转手掌化拳，拳心朝天，用力缓缓回收腰际，成立拳护腰势。吸气时收拳，呼气时推掌坐腕，反复操作七次。

深呼吸，随呼收势。

【锻炼经筋】

手太阳小肠经筋：起于手小指尺侧缘，沿手掌尺侧缘上行，结于腕关节背侧的腕骨部位，接着上行沿前臂尺侧内缘，结于肘内锐骨（即肱骨内上髁）后面（尺神经所在部位，即以手指弹该处时，会有酸麻感传至小指上），再沿上臂内侧上行，结于腋窝以下部位；其中分出一支向后循行于腋窝的后缘，向上行走绕过肩胛骨，沿着颈椎旁边穿出，走行于足太阳膀胱经筋前面，结于耳后面的乳突部位；再由此分出一支进入耳朵里面；直行的经筋从耳后向上行走至耳上部，再向下行，结于下腭处，又向上行连属目外眦。另一条分支从颈椎部分出，向上经过下颌关节处，沿耳郭的前面，向上连属目外眦，汇合前面直行的经筋，一起向上行走于前额部，结于额角部。

在出爪亮翅势的锻炼过程中，通过双上肢的前推后拉、内旋翻掌、坐腕亮翅的运动，使整个上肢部内侧面尺侧缘的肌群和韧带反复牵拉，使手太阳小肠经筋受到锻炼。同时结合吸气收、呼气推的呼吸运动形式，使全身气机归于丹田之处。

【动作要领】

头如顶物，两目视指端；含胸拔背收腹，膝关节挺直，足底踏实，五趾抓地。肘关节屈伸动作自然流畅，腕关节背伸时要求力贯掌背及指端，尽力而为。吸气时化拳回收，呼气时前推亮翅，整个收推动作要和呼吸密切配合，动作操作时灵活连贯，圆润而缓慢。

【防治疾病】

此势可以预防、治疗便秘、腹胀、肠鸣、腹痛、腹泻等小肠的病证。还可用于冠心病、心脏功能性疾病、心神经症、心肌劳损综合征、心肌缺血综合征、高血压、癔症、焦虑症、抑郁症等心脑血管系统、神志系统疾病的预防与治疗，以及肱骨内上髁炎、腕关节扭伤、肩关节周围炎、颈椎病、膝关节骨性关节炎、骶髂关节损伤、髋关节损伤等疾病的防治。

（七）九鬼拔马刀势

【原文】

侧首弯肱，抱顶及颈；自头收回，弗嫌力猛；左右相轮，身直气静。

【练习方法】

预备式：同韦驮献杵势。

1. 仰掌护腰：左右脚跟分别向左右分开，两足尖相对，呈"八"字形。双掌提掌腰际，两手四指并拢与拇指分开，掌心向上。平心静气，呼吸自然。

2. 上举下按：随吸气，两掌上提至胸前，同时双掌旋转，一手掌上、一手掌下。右手掌心朝天，上举过头，肘关节伸直，腕关节背伸，五指指端指向左。左手下按，掌心向下，五指指端指向右。

3. 抱颈按背：随呼气，右手屈肘落下，抱住头枕及颈项部，以前臂用力压住后枕部；左手翻掌上提，以掌心紧紧按住背部。

4. 与项争力：随吸气，颈部用力上抬，使头后仰的同时，右手前臂用力下按后枕部，使两个力量相互抗争。根据自身具体情况，在保持呼吸深吸慢吐的基础上，定势保持 3～15 分钟。

收势：深呼吸，随呼收回。左右交换，要求相同。

【锻炼经筋】

足太阳膀胱经筋：起于足小趾趾甲的外侧缘，向上沿足外侧循行，上结于踝关节外侧，再沿小腿后外侧斜向上循行，结聚于膝关节后部，在足背外侧循行的一支结于足跟部，向上沿跟腱部，结于腘窝；从踝关节外侧分出的一支，结于腓肠肌部，上行至腘窝内侧缘，与腘部的一支并行向上，沿大腿后侧上行，结于臀部；向上经过整个躯干部，沿着脊柱两侧一直循行至颈项部；在颈项部分出一支别入于颅内，结于舌根部；直行的经筋从颈项上结于枕骨处，并经头顶行至颜面部，并结于鼻；再由鼻部分出上眼睑，形成目上纲，然后向下结于鼻旁；而背部的经筋分支，从腋后外侧结于肩关节的肩髃部；另一支从腋后进入腋下，向上绕行出于锁骨上窝中的缺盆部，上结于耳后颞骨的乳突部；还另有一支经筋从缺盆中分出，斜向上结于鼻旁颧骨部，与从头顶两侧下行至颊部的分支相会合。

在九鬼拔马刀势的锻炼过程中，通过特殊的"八"字步，上肢与颈项部的对抗性用力的运动形式，使整个人体后部的肌群和韧带，在静止性用力的情况下，得到反复运动牵拉，达到手太阳小肠经筋的锻炼。并通过静止性的用力与呼吸的配合，使全身归属于背部的阳气，通达全身。

【动作要领】

上举下按，两手肘直腕伸；与项争力，颈部端直，不可歪斜；头后仰，用力与掌、肘臂对抗用力相争，左右轮换，身直气静。

【防治疾病】

此势可以预防、治疗尿频、尿急、尿痛、尿闭、尿失禁、夜尿频多等膀胱的病证。还可用于尿路感染、尿路结石、慢性肾炎、尿毒症泌尿系统疾病的预防与治疗，以及肩关节周围炎、颈椎病、腰椎间盘突出症、急性腰扭伤、慢性腰肌劳损、腰椎滑脱症、腰椎退行性变、膝关节骨性关节炎、骶髂关节损伤、髋关节损伤等疾病的防治。

（八）三盘落地势

【原文】

上腭坚撑舌，张睛意注牙；足开蹲似踞，手按猛如掣；两掌翻齐起，千斤重有加；瞪睛兼闭口，起立足无斜。

【练习方法】

预备式：同韦驮献杵势。

1. 马步下蹲：随吸气，左足向左横开一步，两足之间距为自己的三个脚掌的宽度，足尖微微内扣。屈膝下蹲成马裆步势，两手叉腰，下蹲的深度根据自身具体情况决定，最后达到膝关节屈曲90°，脚掌与小腿呈90°，躯干与大腿呈90°的较标准的马裆。头端平，目前视。前胸微挺，后背如拔，松肩，屈膝，两脚踏实。

2. 仰掌上托：随吸气，两掌心朝上，用力徐徐上托与肩平，如托千斤重物般，两掌之距离与肩等宽。

3. 翻掌拿紧： 随呼气，两掌旋转使掌心朝下，缓慢下落，悬空覆盖于膝盖上部。拇指与四指分开，虎口朝内，如握物状。初练者可双掌落置于膝盖上三寸，待训练日久再悬空。上身正直，松肩。两目平视。根据自身具体情况，在保持呼吸深长匀缓的基础上，定势保持 3 ～ 15 分钟。

收势：深吸一口气，徐徐呼出，身体缓缓站直，收势。

【锻炼经筋】

足少阴肾经筋：起于足小趾之下面，沿足底进入足心，与足太阴脾经筋合并走行，一起斜向行走到内踝下方，并结于足跟部，在足跟部又与足太阳膀胱经筋会合，沿小腿内侧后缘向上行走，结于胫骨内侧髁下部，再同足太阴脾经筋合并行走向上，沿大腿内侧行走，结于生殖器，再沿臀部及脊柱旁的肌肉向上行走到颈项部，结于枕骨粗隆，与足太阳膀胱的经筋相会合。

在三盘落地势的锻炼过程中，通过马裆步的静止性用力训练，使双下肢前、后、左、右的全部肌群和韧带，以及腰、背、颈项的肌群和韧带都得到充分的锻炼。并通过静止性的用力与呼吸的配合，使肾、脾、膀胱的经络之气得到充分滋养，先天之气和后天之气都得到补益，故能培补全身之元气。

【动作要领】

上身正直，头如顶物，两目平视，舌抵上腭，鼻息调匀。前胸微挺，后背如拔，松肩，两肘内旋半屈曲，形似圆盘。沉腰坐胯，双足踏实，重心放在两脚之间，屈膝 90°～ 120°，膝不过足尖。双掌上托时用力，如托千斤重物，双手下按时顺势落下，如按水中浮球。

【防治疾病】

此势可以预防、治疗腰膝酸软或疼痛、耳鸣耳聋、齿摇发脱、阳痿遗精、精少不育、经闭不孕、水肿、呼吸气短而喘、二便异常等肾脏的病证。还可用于急慢性肾炎、尿毒症、肾功能不全或衰竭、脱发症、突聋或暴聋、不孕症、不育症、骨质疏松症等泌尿生殖系统疾病的预防与治疗，以及颈椎病、腰椎间盘突出症、急性腰扭伤、慢性腰肌劳损、腰椎滑脱症、腰椎退行性变、膝关节骨性关节炎、骶髂关节损伤、髋关节损伤等疾病的防治。

（九）青龙探爪势

【原文】

青龙探爪，左从右出，修士效之，掌平气实；力周肩背，围收过膝；两目注平，息调心谧。

【练习方法】

预备式：同韦驮献杵势。

1. 仰拳护腰：左足向左平跨一步与肩等宽，成开立站势。两手仰拳护腰，身立正直，头端平，目前视。心平气和，呼吸自然。

2. 探爪伸指：随吸气，左上肢仰掌向右前上方徐徐伸探而出，掌心朝天高过肩但低于头，随势身略向右前方转侧，面向右前方，松肩直肘，腕勿屈曲，右拳仍成仰拳护腰。目视左掌，两足踏实。根据自身具体情况，调匀呼吸，保持此定势 3～10 分钟。

3. 俯身撑地：随呼气，左手拇指向掌心屈曲，左臂内旋，翻掌心向下，俯身屈腰，随势向右脚前方，推掌至地。膝关节伸直，足跟勿离地，昂首抬头，目前视。

4.围收过膝： 随吸气，左掌离地，围绕身体前方，由右膝环绕一周至左膝前，上收至腰成仰拳护腰势，缓缓起身立直。左右交换，要求相同。

收势：深呼吸，随呼收势。

【锻炼经筋】

手厥阴心包经筋：起始于中指，顺手掌与前臂正中行走，与手太阴肺经筋并行，结于肘关节内侧，向上沿上臂的内侧正中行走，结于腋窝下，从腋窝下前后分两支夹两胁部。经筋的分支进入胸腔，并散布于整个胸腔中，结于膈肌部位。

青龙探爪势的锻炼，主要是通过探爪伸指的静止性用力的运动，使双上肢内侧正中手厥阴心包经筋循行部位的肌群和韧带，以及腰、背、颈项的肌群和韧带都得到充分的锻炼。并通过静止性的用力与呼吸的配合，使整个心胸部之经气得到充分滋养，故能补益心胸之气。

【动作要领】

探爪伸指，须仰掌向侧前上方伸探，掌高过肩但低于头部，手臂充分伸展，肘、腕关节充分伸展，但肩关节应充分放松，即松肩直肘，腕关节勿屈曲，力贯五指。俯身屈腰，须推掌至地，膝关节伸直，足跟勿离地。昂首抬头，目尽力向前视，呼吸自然，整个运动过程中不能屏气。

【防治疾病】

此势可以预防、治疗腰膝冷痛、咽痛腹泻、痤疮、小便清长、口舌疮痛、口腔溃疡等上热下寒的厥阴经病证。还可用于冠心病、心脏功能性疾病、心神经症、心肌劳损综合征、心肌缺血综合征、高血压、癔症、焦虑症、抑郁症等心脑血管系统、神志系统疾病的预防与治疗，以及颈椎病、腰椎间盘突出症、慢性腰肌劳损、腰椎滑脱症、腰椎退行性变、膝关节骨性关节炎、骶髂关节损伤、髋关节损伤等疾病的防治。

（十）饿虎扑食势

本势根据少林内功的饿虎扑食改编。

【练习方法】

预备式：同韦驮献杵势。

1. 大档握拳： 站好大裆势，两足间距为肩宽的 2～3 倍，两手握拳护腰。平心静气，调匀呼吸。

2. 弓步扑食： 大裆势变弓箭裆势，左右均可。随呼气，两拳变掌，自腰向胸前推出，同时双掌及前臂内旋，两腕关节背伸，虎口朝下，四指相对，掌心向前，丹田及腰部发力，随势向前扑出，两腿成弓箭步型，躯干与后腿保持直线。

3. 旋腕握拳： 吐尽胸腹中的浊气，随即旋腕，五指内收握拳，由掌化拳。

4. 回收至腰： 随吸气，双拳用力回收至腰，上身随势收回，沉腰坐胯。

5. 换式： 左右相同为一遍。根据自身具体情况，在保持呼吸均匀的前提下，自己决定操作的遍数，以 3、5、7、9 的规律操作。

收势：深呼吸，随呼恢复至预备式。

【锻炼经筋】

手少阳三焦经筋：起于手无名指的尺侧端，沿手背正中行走，向上结于腕关节背部正中，沿前臂背侧正中部位向上行走，上行结于肘尖，向上绕行于上臂背侧正中，经过肩部行走至颈项部，并与手太阳小肠经筋结合。其中分支从颈项部分出，在曲颊（即下颌骨角）处深入面颊部，联系于舌根；另一分支上行，走于下颌沿耳前部，连属目外眦，上达颞部，结于额角处。

饿虎扑食势的锻炼，主要是通过弓步扑食时旋掌前推，配合旋腕握拳回收的运动，使双上肢背侧正中的手少阳三焦经筋循行部位的肌群和韧带，以及腰、背、颈项的肌群和韧带都得到充分的锻炼。并通过前后俯仰与呼吸的配合，使人体上、中、下三焦气机得以畅通，从而引导全身气机通畅。

【动作要领】

大档握拳势时上身正直，力贯两腿，重心放于两腿正中。弓步扑食势时，两腿前弓后箭，前腿膝关节屈曲90°如弓状，后腿笔直如箭。前推旋掌和躯干前倾运动配合协调自然，回收时两拳紧握不放松，边收边旋及直腰，动作配合协调自然。前后俯仰动作应协调连贯，圆润自然，操作时不应有太多停顿。

【防治疾病】

此势可以预防、治疗咳嗽、气喘、咽喉肿痛、鼻塞流涕、痤疮、口舌疮痛、口腔溃疡、腹痛、腹胀、便溏、手足心热、失眠多梦、腰膝酸软或疼痛、耳鸣耳聋、阳痿遗精、精少不育、经闭不孕等上、中、下三焦的病证。还可用于气管炎、肺炎、肺心病、冠心病、心脏功能性疾病、心神经症、糖尿病、肥胖症、高血压、急慢性肾炎、癔症、焦虑症、抑郁症、阿尔茨海默病、强直性脊柱炎等全身多器官、多脏器损伤的疾病的预防与治疗，以及颈椎病、腰椎间盘突出症、慢性腰肌劳损、腰椎滑脱症、腰椎退行性变、膝关节骨性关节炎、骶髂关节损伤、髋关节损伤等疾病的防治。

（十一）打躬势

【原文】

两手齐持脑，垂腰至膝间；头惟探胯下，口更啮牙关；掩耳聪教塞，调元气自闲；舌尖还抵腭，力在肘双弯。

【练习方法】

预备式：同韦驮献杵势。

1. 展臂抱枕：左足向左横开一步，与肩同宽，足尖内扣。随吸气，两手仰掌徐徐向左右而上举过头，十指交叉相握，下落以掌心抱持后脑。

2. 屈膝下蹲：随呼气，屈膝下蹲成马裆势。

3. 直膝弯腰：随吸气，直膝弯腰俯身，两手用力使头尽力探向胯下，两膝不得屈曲，足跟勿离地。

4. 击鸣天鼓：保持呼吸自然、均匀，左右掌心掩住双耳，各以左右手的食、中二指弹打双侧风池穴 24～36 次，称为击鸣天鼓。

此为一遍，根据自身具体情况，在保持呼吸均匀的前提下，自己决定操作的遍数，以 3、5、7、9 的规律操作。

收势：直腰，松手，随呼吸放下。

【锻炼经筋】

足少阳胆经筋：起于足第四足趾的趾端，向上沿足背外侧，上行结于踝关节外侧，向上沿小腿胫骨的外侧缘行走，向上结于膝关节外侧；其分支自外辅骨（腓骨），向上行走于髀（大腿）外侧，再分两支，前支结于伏兔（股四头肌），后支向上结于尻部（骶骨部）；直行者经季胁下空软处与胁肋部，即侧腹部，上走至腋窝前方，横穿膺乳（侧胸部），结聚于缺盆（锁骨上窝）；直行的上出于腋前，穿过缺盆（锁骨上窝），出行于足太阳膀胱经筋之前，绕行到耳后，上抵额角，交于颠顶上，再从头顶侧面向下走向下颌部，又还向上结聚于颧部，分支结于目外眦成"外维"支。

打躬势的锻炼，主要是通过头探胯下和击鸣天鼓的运动，使双下肢外侧、侧腹部、侧胸部包括头面部足少阳三焦经筋循行部位的肌群和韧带都得到充分的锻炼，特别是击打双侧的风府穴位。使人体整个侧面的胆经、膀胱经气机得以畅通，从而引导全身气机通畅。

【动作要领】

两手掌心掩耳，十指用力与项争顶，足掌踏实地面勿移动，膝关节伸直不屈。两腿下蹲，上身欲挺，打躬前俯时尽力使头向胯下探出，两膝直而勿挺，力在肘弯，舌抵上腭，不可屏气，与此同时左右各鸣天鼓 24 次。

【防治疾病】

此势可以预防、治疗口苦口干、黄疸面目发黄、胆怯心虚、易惊易恐、失眠多梦等胆腑的病证。还可用于急慢性胆囊炎、糖尿病、肥胖症、高血压、癔症、焦虑症、抑郁症等全身多器官、多脏器损伤的疾病的预防与治疗，以及颈椎病、慢性腰肌劳损、腰椎滑脱症、腰椎退行性变、膝关节骨性关节炎、骶髂关节损伤等疾病的防治。

(十二) 掉 (工) 尾势

【原文】

膝直膀伸，推手至地；瞪目昂头，凝神一志；起而顿足，二十一次；左右伸肱，以七为志；更作坐功，盘膝垂眦，口注于心，息调于鼻，定静乃起，厥功维备。

【练习方法】

预备式：同韦驮献杵势。

1.握指上托： 随吸气，双脚并拢，身立正直，两手仰掌由胸前徐徐上举过顶，双目视掌，随掌上举而渐移。随呼气，在头顶十指交叉相握，旋腕反掌上托，掌心朝天，两肘欲直，目向上仰视。

2. 左右侧俯：保持双臂上举，随吸气，身体转向左侧，推掌至地。随呼气，起身直立。随吸气，并旋转身体向右侧，推掌至地，随呼气，起身转向正中。

3. 后仰似弓：随吸气，仰身，腰后弯，上肢随往，目上视。随呼气，回正身体。

4. 前俯推掌：随吸气，俯身向前，推掌至地，昂首瞪目，膝直，足跟勿离地，随呼气，起身回正身体。

此为一遍，根据自身具体情况，在保持呼吸均匀的前提下，自己决定操作的遍数，以3、5、7、9的规律操作。

收势：随呼吸徐徐收势。

【锻炼经筋】

足厥阴肝经筋：起于足大趾的上面，向上行于足背内侧缘，上行结聚于内踝前方，再向上沿小腿部的胫骨内侧面，结于胫骨内髁之下，又沿大腿内侧上行结于生殖器，与到达此处的诸条经筋相联络。

掉（工）尾势的锻炼，主要是通过上、下、左、右、前、后的运动，以足厥阴肝之经筋为主，带动全身所有的经筋的肌群和韧带都得到充分的锻炼，使整个人体的气机在肝经的作用下得以畅通，从而引导全身气机通畅。

【动作要领】

十指交叉相握，上举肘须直，身向前俯，掌须直推至地，以膝直、肘直为要；昂首、瞪目。左右侧俯、前后俯仰时，在保持重心的前提下，尽力而为，不可强力施为。

【防治疾病】

此势可以预防、治疗精神抑郁、烦躁、胸胁少腹胀痛、头晕目眩、颠顶痛、肢体震颤、手足抽搐、目疾、月经不调、睾丸疼痛等胆之脏的病证。还可用于急慢性肝炎、糖尿病、肥胖症、高血压、高脂血症、癔症、焦虑症、抑郁症等全身多器官、多脏腑损伤的疾病的预防与治疗，以及颈椎病、慢性腰肌劳损、腰椎滑脱症、腰椎退行性变、膝关节骨性关节炎、骶髂关节损伤等疾病的防治。

第二章
动功套路类中医导引功法

第一节　太极拳

一、概述

1. 概念

"太极拳"是基于阴阳学说，以"太极"哲学思想为依据，以太极图形组编的，集颐养性情、强身健体、技击对抗等功能于一体的传统拳术。其形在"太极"，意在"太极"，故而得名。具有"舒展大方，刚柔相济，连贯均匀，圆活自然，内外兼练，协调完整"的特点。太，即比"大"还多一点。极，极点、尽头，物极则变，变则化，所以变化之源是太极。拳：屈指卷握起来的手。故太极拳为可以灵活变化练习的拳法。

2. 作用

太极拳是中国优秀的传统拳术之一，是我国宝贵的民族遗产，在国内广为流传。它姿势优美，动作柔和，男女老幼皆宜，不受时间和季节限制，既能锻炼身体，又能防治疾病，受到世界各国人民的广泛关注并将其作为强身健体、防病治病的有效手段。

二、锻炼要领

（一）心静体松

"心静体松"是对太极拳练习的基本要求。所谓"心静"，就是在练习太极拳时，思想上应排除一切杂念，不受外界干扰；所谓"体松"，不是全身松懈，而是指在练拳时保持身体姿势动作正确的基础上，有意识地让全身关节、肌肉及内脏等达到最大限度的放松状态。

（二）圆活连贯

是否做到圆活连贯才是衡量一个人功夫深浅的主要依据。太极拳练习所要求的"连贯"是多方面的。其一是指肢体的连贯，即所谓的"节节贯穿"。肢体的连贯是以腰为枢纽的。在动作转换过程中，则要求：对下肢，是以腰带胯，以胯带膝，以膝带足；对上肢，是以腰带背，以背带肩，以肩带肘，再以肘带手。其二是动作与动作之间的衔接，即"势势相连"——前一动作的结束就是下一个动作的开始，势势之间没有间断和停顿。而"圆活"是在连贯基础上进一步的要求，意指活顺、自然。

（三）虚实分明

要做到"运动如抽丝，迈步似猫行"，首先要注意虚实变换要适当，使肢体各部在运动中没有丝毫不稳定的现象。若不能维持平衡稳定，就根本谈不上什么"迈步如猫行"了。一般来说，下肢以主要支撑体重的腿为实，辅助支撑或移动换步的腿为虚；上肢以体现动作主要内容的手臂为实，辅助配合的手臂为虚。总之虚实不但要互相渗透，还需在意识指导下灵活变化。

（四）呼吸自然

太极拳练习的呼吸方法有自然呼吸、腹式顺呼吸、腹式逆呼吸和拳势呼吸。以上几种呼吸方法，不论采用哪一种，都应自然、匀细，徐徐吞吐，要与动作自然配合。初学者采用自然呼吸。

三、动作姿势

（一）第一式起势

"起势"也称"预备势"，又称为"太极出世"。即上场练拳的初始状态，即太极拳体系中的技术都是从此势产生、衍生而来的。

【练习方法】

1. 两脚开立：身体直立，两脚分开与肩等宽，两臂自然下垂，舌顶上腭自然呼吸。

2. 两臂前举：两臂缓缓向前平举至肩平，手指微曲，手心向下。

3. 屈膝按掌：上身保持正直，两腿微微下蹲，两掌轻轻下按，两肘下垂与膝相对。目视前方。

歌曰："太极起式要自然，含胸拔背头顶悬。屈膝松腰向前看，松肩垂肘气沉丹。"

（二）第二式野马分鬃

"鬃"是指马毛。"野马分鬃"是指像野马被风吹，把马毛分开。因其运动状态与奔驰野马的鬃毛左右分披相似而得名，动作舒展，贵在进身，劲在腰身，也就是双手有力腰身蓄力。

【练习方法】

1. 左野马分鬃

①收脚抱球：身体微向右转，重心移至右腿上，同时，右

手收在胸前平屈，手心向下；左手向右下画弧放在右手下，手心向上，两手相对抱成球状。左脚随之收到右脚内侧，脚尖点地。眼看右手。

②左转出步、弓步分手：身体左转，左脚向左前方迈出，右脚跟后蹬成左弓步。同时，左右手慢慢分别向左上右下分开，左手高于眼（手心斜向上），肘微屈；右手落在右胯旁，手心向下，指尖向前。眼看左手。

2. 右野马分鬃

①后坐撇脚：上体慢慢后坐，重心移至右腿上，左脚尖翘起向外撇约45°。

②跟步抱球：身体微向左转，重心移至左腿上，同时，左手翻转掌心向下，收在胸前平屈；右手向左上画弧放在左手下，两手相对抱成球状。右脚随之收到左脚内侧，脚尖点地。眼看左手。

③右转出步，弓步分手。身体右转，右脚向右前方迈出，左脚自然伸直成右弓步。同时，上体右转，左右手慢慢分别向右上左下分开，右手与眼平（手心斜向上），肘微屈；左手落在左胯旁，手心向下，指尖向前。眼看右手。

3. 左野马分鬃

与右野马分鬃动作方向相反。

歌曰："野马分鬃抱球起，一前一按斜上举。弓步向前似猫行，虚实转换要清晰。"

（三）第三式白鹤亮翅

此式如白鹤之鸟舒展羽翼象形也。

【练习方法】

1. 跟半步胸前抱球：上体微向左转，左手翻掌向下；左臂在胸前平屈，右手向左上化弧，手心转向上，与左手成抱球状，眼看左手。

2. 后坐举臂： 右脚向前跟进半步，前脚掌着地，随之右脚全掌踏实，上体后坐，重心移至右腿；上体右转，两手随转体开始向右上左下分开。眼看右手。

3. 虚步分手： 左脚稍向前移，脚尖着地，微屈膝，成左虚步；上体左转面向前方，右手上提停于右额前，手心向左后方；左手按至左胯旁，手心向下，指尖向前。眼看前方。

歌曰："白鹤亮翅展翅娇，左按右挑至眉梢。右实左虚足尖点，沉肩坠肘要记牢。"

（四）第四式搂膝拗步

做动作时将一手搂膝，另一手前推（异侧手脚在前为拗步），根据攻防含义，称为搂膝拗步。左右就是指方向。

【练习方法】

1. 左搂膝拗步

①左转落手：上体微向左转，右手向面前下落，左手翻掌向左上，两手在身前稍合。

②右转收脚举臂：上体右转，右手由下向后上方化弧至右肩部外侧，臂微屈，手与耳同高，手心斜向上；左手上起由向上向右下方化弧至右肩前，手心斜向下。眼看右手。

③弓步搂推：上体左转，左脚向前（偏左）迈出成左弓步，同时右手屈回由耳侧向前推出，与鼻尖平；左手向下由左膝前搂过，落于左胯旁，手心向下，指尖向前。眼看右手。

2. 右搂膝拗步

①后坐撤脚：右腿屈膝，上体后坐，重心移至右腿上，左脚尖翘起微向外撇；上体微向左转，两手翻掌，开始化弧。眼

看右手。

②转体丁步合手：上体左转，左腿前弓，重心移至左腿上，右脚向左脚靠拢，脚尖点地。同时，左手向外翻掌由左后向上平举，手心斜向上；右手转体向上向左画弧落于左肩前，手心斜向下。眼看左手。

③弓步搂推：上体右转，右脚向前（偏右）迈出成右弓步，同时左手屈回由耳侧向前推出，与鼻尖平；右手向下由右膝前搂过落于右胯旁，手心向下，指尖向前。眼看左手。

3. 左搂膝拗步

与2动作方向相反。

歌曰："搂膝拗步斜中行，一手按膝一手拥。坐腕舒掌朝前打，分清虚实转换灵。"

（五）第五式手挥琵琶

形如左手怀抱琵琶、右手弹奏琵琶的姿势。"琵琶"亦指人身之琵琶骨，即锁骨。就是这招的最后打击对方的要害部位是对方的锁骨，属于断骨法。

【练习方法】

1. 跟步展手后坐挑掌

右脚跟进半步，前脚掌先着地，慢慢全脚踏实，上体后坐，重心移至右脚，上体半面右转；随转体左手由左下向前挑至体前，与鼻尖平；同时，右手收回胸前，眼看前方。

2. 虚步合臂

左脚轻轻提起稍向前移，脚尖翘起，脚跟着地，膝部微屈成左虚步，左手心向右，肘微屈，右手合在左小臂里侧，手心向左，肘亦微屈。眼看左手食指。

歌曰："手挥琵琶抱在胸，左前右后身前迎。右实左虚足跟点，沉肩坠肘要记清。"

（六）第六式倒卷肱

倒：后退，退步；卷肱：卷曲手臂。

【练习方法】

1. 左倒卷肱

①转体撤手托球：上体稍右转，右手翻掌，掌心向上，经腹前右下向后上方画弧平举，臂微屈；左手随之翻掌向上，左脚尖落地，眼随着向右转体，先向右看，再转看左手。

②退步推掌：右臂屈肘回收，右手由耳侧向前推出，手心向前；左手回收至左肋外侧，手心向上；同时，左腿提起向左后侧方退一步，脚尖先着地然后慢慢踏实，重心在左腿上，成右虚步。眼看右手。

2. 右倒卷肱

①转体撤手托球：左手自左肋外侧，向后上画弧平举，手心仍朝上，右手随之翻掌，掌心朝上，两脚不动，唯用腰缓缓带动上肢，眼随转体左看，再转看右手。

②退步推掌：同左倒卷肱②，左右动作方向相反。

3. 左倒卷肱

同 1。

4. 右倒卷肱

同 2。

歌曰："坠身退步倒卷肱，撤步足尖点地行。退步之后成虚步，转腰松胯手前拥。"

（七）第七式左揽雀尾

揽：搂，捆；把持。揽雀尾：包括四个基本手法：掤、捋、挤、按。

【练习方法】

1. 右转收脚抱球

身体继续向右转，左手自然下落逐渐翻掌经腹前画弧至左肋前，手心向上；左臂屈肘，手心转向下，收至右胸前，两手相对成抱球状；同时身体重心落在右腿上，左脚收到右脚内侧，脚尖点地；眼看右手。

2. 左转出步，弓步掤臂

上身体微向左转，左脚向左前方迈出，上体继续向左转，右腿自然蹬直，左腿屈膝，成左弓步；同时左臂向左前方掤出（即左臂平屈成弓形，用前臂外侧和手背向前方推出），高与肩平，手心向后；右手向右下落于右胯旁，手心向下，指尖向前；眼看左前臂。

3. 左转随臂展掌，后坐右转下捋

身体微向左转，左手随即前伸翻掌向下，右手翻掌向上，经腹前向上，向前伸至左前臂下方；然后两手下捋，即上体向右转，两手经腹前向右后上方画弧，直至右手手心向上，高与肩齐，左臂平屈于胸前，手心向后；同时身体重心移至右腿；眼看右手。

4. 左转出步搭腕，弓步前挤

上体微向左转，右臂屈肘折回，右手附于左手腕里侧（相距约5厘米），上体继续向左转，双手同时向前慢慢挤出，左手心向右，右手心向前，左前臂保持半圆；同时身体重心逐渐前移变成弓步；眼看左手腕部。

5. 后坐分手屈肘收掌

手翻掌，手心向下，右手经左腕上方向前、向右伸出，高与左手齐，手心向下，两手左右分开，宽与肩同；然后右腿屈膝，上体慢慢后坐，身体重心移至右腿上，左脚尖翘起；同时两手屈肘回收至腹前，手心均向前下方；眼向前平看。

6. 弓步按掌

上式不停，身体重心慢慢前移，同时两手向前、向上按出，掌心向前；左腿前弓成左弓步；眼平看前方。

歌曰："掤手前举要撑圆，捋手用劲在掌中。挤手着力在手背，按手劲起在腰功。"

（八）第八式右揽雀尾

【练习方法】

1. 后坐扣脚、右转分手：上体后坐并向右转，身体重心移至右腿，左脚尖里扣；右手向右平行画弧至左肋前，手心向上；左臂平屈胸前，左手掌心向下与右手成抱球状；同时身体重心再移至左腿上，右脚收至左脚内侧，脚尖点地；眼看左手。

2. 同"左揽雀尾"2，左右相反。

3. 同"左揽雀尾"3，左右相反。

4. 同"左揽雀尾"4，左右相反。

5. 同"左揽雀尾"5，左右相反。

6. 同"左揽雀尾"6，左右相反。

（九）第九式单鞭

"单"者，单手之意。"鞭"者，如鞭之击人也。单鞭是指用单手像鞭子一样击打敌方。

【练习方法】

1. 左转扣脚

上身后坐，身体重心逐渐移至左腿上，右脚尖里扣；同时上身左转，两手（左高右低）向左弧形运转，直至左臂平举，伸于身体左侧，手心向左，右手经腹前运至左肋前，手心向后上方；眼看左手。

2. 右转收脚展臂，出步勾手

身体重心再逐渐移至右腿上，上身右转，左脚向右脚靠拢，脚尖点地；同时右手向右上方画弧（手心由里转向外），至右侧方时变勾手，臂与肩平；左手向下经腹前向下画弧停于右肩前，手心向里；眼看左手。

3. 弓步推举

上体微向左转，左脚向左前侧方迈出，右脚跟后蹬，成左弓步；在身体重心向左腿的同时，左掌随上体的继续左转慢慢翻转向前推出，手心向前，手指与眼齐平，臂微屈；眼看左手。

歌曰："左手推出拉单鞭，右手钩子在后边。弓步足跟先着地，虚实转换记心间。"

（十）第十式云手

云：中国古代习惯以螺旋状图画表示云之随风旋转。云手：双手交互旋转似画云。

【练习方法】

1. 右转落手

身体重心移至右腿上，身体渐向右转，左脚尖里扣；左手经腹前向右上画弧至右肩前，手心斜向后，同时右手变掌，手心向右前；眼看左手。

2. 左转云手

上身慢慢左转，身体重心随之逐渐左移；左手由脸前向左侧运转，手心渐渐转向左方；右手由右下经腹前向左上画弧至左肩膀前，手心斜向后；同时左脚靠近左脚，成小开立步（两脚距离 10 ～ 20 厘米）；眼看右手。

3. 并步按掌

上身再向右转，同时左手经腹前向大踏步画弧至右肩前，手心斜面向后；右手右侧运转，手心翻转向右；随之左腿向左横跨一步；眼看左手。

4. 右转云手

同 2，左右相反。

5. 出步按掌

同 3，左右相反。

6. 左转云手

同 2。

歌曰："云手三进上下翻，一左一右在前面。"

（十一）第十一式单鞭

【练习方法】

1. 斜落步右转举臂，出步勾手

上身向右转，右手随之向右运转，至右侧方时变成勾手；左手经腹前向右上画弧至右肩前，手心向内；身体重心落在右腿上，左脚尖点地；眼看左手。

2. 弓步按掌

上身微向左转，左脚向左前侧方迈出，右脚跟后蹬，成左弓步；在身体重心移向左腿的同时，上体继续左转，左掌慢慢翻转向前推出，成"单鞭"式。

（十二）第十二式高探马

取骑手上马时，必须长腰立身，一手拢住缰绳，一手高探马鬃之意，故冠以此名，高探马是指身体高耸向前探出，如骑马身体向前探之意。

【练习方法】

1. 跟步后坐展手

右脚跟进半步，身体重心逐渐后移至右腿上；右手变掌，两手心翻转向上，两肘微屈；同时身体微向右转，左脚跟渐渐离地；眼看左前方。

2. 虚步推掌

上身微向左转，面向前方；右掌经右耳旁向前推出，手心向前，手指与眼同高；左手收至左侧腰前，手心向上；同时左脚微向前移，脚尖点地，成左虚步；眼看右手。

歌曰："高探马上拦手穿，左拦右穿马上边。足尖点地左虚步，沉肩垂肘要记全。"

（十三）第十三式右蹬脚

用右脚踹敌称为右蹬脚，太极拳中凡用脚跟踹都称为蹬脚。

【练习方法】

1. 收脚收手，左转出步

左手手心向上，前伸至右腕背面，两手相互交叉，随即向两侧分开并向下画弧，手心斜向下；同时左脚提起向左前侧方进步（脚尖略外撇）；身体重心前移，右腿自然蹬直，成左弓步；眼看前方。

2. 弓步画弧

两手由外圈向里圈画弧，两手交叉合抱于胸前，右手在外，手心均向后；同时右脚向左脚靠拢，脚尖点地；眼平看右前方。

3. 合抱提膝，分手蹬脚

两臂左右画弧分开平举，肘部微屈，手心均向外；同时右腿屈膝担起，右脚向右前方慢慢蹬出；眼看右手。

歌曰："右蹬脚式腿上功，力发腰部要记清。左足站立身要稳，右脚提起向前蹬。"

（十四）第十四式双峰贯耳

双峰：寓意为我们的双手；"贯"：指的是双手贯穿对方的耳朵，所以贯可以理解为击打的意思。此式以两拳自左右两侧以迅雷不及掩耳、敏捷如风之势贯击敌方双耳，故又名"双风贯耳"。

【练习方法】

1. 收脚落手，出步收手

右腿收回，屈膝平举，左手由后向上、向前下落至体前，两手心均翻转向上，两手同时向下画弧分落于右膝两侧；眼看前方。

2. 弓步贯拳

右脚向右前方落下，身体重心渐渐前移，成右弓步，面向右前方；同时两手下落，慢慢变拳，分别从两侧向上、向前画弧至面部前方，成钳形，两拳相对，高与耳齐，拳眼都斜向下（两拳中间距离 10 ～ 20 厘米）；眼看右拳。

歌曰："双峰贯耳两笔圆，二拳钳形在眼前。"

（十五）第十五式转身左蹬脚

转身左蹬脚是身体向后转用左脚踹敌。

【练习方法】

1. 后坐扣脚，左转展手

左腿屈膝后坐，身体重心移至左腿，上体左转，右脚尖里扣；同时两拳变掌，由上向左右画弧分开平举，手心向前；眼看左手。

2. 回体重合抱提膝

身体重心再移至右腿，左脚收到右脚内侧，脚尖点地；同时两手由外圈向里圈画弧合抱于胸前，左手在外，手心均向后；眼平看左方。

3.分手蹬脚

两臂左右画弧分开平举，肘部微屈，手心均向外；同时左腿屈膝提起，左脚向左前方慢慢蹬出；眼看左手。

歌曰："提膝弓步向前迈，转身左脚蹬一番。"

（十六）第十六式左下势独立

下势（仆步穿掌）：对方左手打来，我用右勾手刁住其腕，随之蹲身下势，左腿、左手插入对方裆下将对方掀起。独立挑掌：对方左手击来，我用右手向上挑开对方，随即右腿屈起，用膝关节向前顶撞对方。

【练习方法】

1.收脚勾手

左腿收回平屈，上体右转；右掌变成勾手，左掌向上、向右画弧下落，落于右肩前，掌心斜向后；眼看右手。

2.蹲身仆步，穿掌下势

右腿慢慢屈膝下蹲，左腿由里向左侧（偏后）伸出，成左仆步；左掌下落（掌心向外）向左下顺左腿内侧向前穿出；眼看左手。

3.撇脚弓腿，扣脚转身

身体重心前移，左脚跟为轴，脚尖尽量向外撇，左脚前弓，右腿后蹬，右脚尖里扣，上体微向左转并向前起身；同时左臂继续向前伸出（立掌），掌心向右，右勾手下落，勾尖向后；眼看左手。

4.提膝挑掌

右腿慢慢提起平屈，成左独立势；同时右手变掌，并由后下方顺右腿外侧向前弧形摆出，屈臂立于右腿上方，肘与膝相对，手心向左；左手立于左胯旁，手心向下，指尖向前；眼看右手。

歌曰："下式独立随峰连，一钩一掌往前穿。"

（十七）第十七式右下势独立

【练习方法】

1. 落脚左转勾手

脚下落于左脚前，脚掌着地；然后以左脚前掌为轴，脚跟转动，身体随之左转，同时左手向后平举变成勾手，右掌随着转体向左侧画弧，立于左肩前，掌心斜向后，眼看左手。

2. 蹲身仆步，穿掌下势

同"左下势独立"2，左右相反。

3. 撇脚弓腿，扣脚转身

同"左下势独立"3，左右相反。

4. 提膝挑掌

同"左下独立势"4，左右相反。

（十八）第十八式左右穿梭

本式又名玉女穿梭，此式左右手相穿，忽隐忽现，捉摸不定，袭乘其虚，故曰玉女穿梭，以喻其势之巧捷也。

【练习方法】

1. 落步落手，跟步抱球

身体微向左转，左脚向前落地，脚尖外撇，右脚跟离地，两腿屈膝成半坐盘式；同时两手在左胸前成抱球状（左上右下）；然后右脚收到左脚的内侧，脚尖点地；眼看左前臂。

2. 右转出步，弓步推架

身体右转，右脚向右前方迈出，屈膝弓腿，成右弓步；同时右手由脸前向上举并翻掌停在右额前，手心斜向上；左手先向左下再经体前向前推出，高与鼻尖平，手心向前；眼看左手。

3. 后坐落手，跟步抱球

身体重心略向后移，右脚尖稍向外撇，随即身体重心再移至右腿，左脚跟进，停于右脚内侧，脚尖点地；同时两手在右胸前成抱球状（右上左下）；眼看左前臂。

4. 左转出步，弓步推架

同 2，左右相反。

歌曰："摇化单臂向上送，一托一推手上功。"

（十九）第十九式海底针

【练习方法】

1. 跟步落手。

2. 后坐提手。

3. 虚步插掌。

右脚向前跟进半步，身体重心移至右腿，左脚稍向前移，脚尖点地，成左虚步；同时身体稍向右转，右手下落经体前向后、向上提抽至肩上耳旁，再随身体左转，由右耳旁斜向前下方插出，掌心向左，指尖斜向下；与此同时，左手向前、向下画弧落于左胯旁，手心向下，指尖向前；眼看前下方。

歌曰："海底金针手下插，左按右插顶勿斜。左虚右实足尖点，气沉丹田松腰胯。"

（二十）第二十式闪通臂

"闪"形容快如闪电，两手同时推撑，快速突然。"通背"或"通臂"是指劲力通达两臂或背部，腰、臂背同时发力，全身形成一个整体，将劲力集中施加于对方。

【练习方法】

1. 收脚举臂。

2. 出步翻掌。

3. 弓步推架。

上体稍向右转，左脚向前迈出，屈膝弓腿成左弓步；同时右手由体前上提，屈臂上举，停于右额前上方，掌心翻转斜向上，拇指朝下；左手上起经胸前向前推出，高与鼻尖平，手心向前；眼看左手。

歌曰："闪通臂上托架功，右架左推向前拥。提膝弓步向前迈，松胯松腰记心中。"

（二十一）第二十一式转身搬拦捶

搬：搬移。拦：拦阻。转身搬拦捶意指转身，用手搬移敌拳，对对方加以拦阻，并用拳进击敌人。

【练习方法】

1. 后坐扣脚右转摆掌

上体后坐，身体重心移至右腿上，左脚尖里扣，身体向后转，然后身体重心再移至左腿上；与此同时，右手随着转体向右、向下（变拳）经腹前画弧至左肋旁，拳心向下；左掌上举于头前，掌心斜向上；眼看前方；向右转体，右拳经胸前向前翻转撇出，拳心向上；左手落于胯旁，掌心向下，指尖向前。

2. 收脚握拳，垫步搬捶

同时右脚收回后（不要停顿或脚尖点地）即向前迈出，脚尖外撇；眼看右拳。

3. 跟步旋臂，出步裹拳拦掌

身体重心移至右腿上，左脚向前迈一步；左手上起经左侧向前上画弧拦出，掌心向前下方；同时右拳向右画弧收到右腰旁，拳心向上；眼看左手。

4. 弓步打拳

左腿前弓成左弓步，同时右拳向前打出，拳眼向上，高与胸平，左手附于右前臂里侧；眼看右拳。

歌曰："转身搬拦捶向前，右搬左拦莫等闲。右脚外撇左脚进，弓步捶打护肘间。"

（二十二）第二十二式如封似闭

封：即双手成一斜交十字封条形，使敌手不得进。闭：即两手心向敌肘腕按住，使不得走化，又不得分开，似闭其门不得开也。

【练习方法】

1. 穿臂翻掌，后坐收掌

左手由右腕下向前伸出，右拳变掌，两手手心逐渐翻转向上并慢慢分开回收；同时身体后坐，左脚尖翘起，身体重心移至右腿；眼看前方。

2. 弓步推掌

两手在胸前翻掌，向下经腹前再向上、向前推出，腕部与肩平，手心向前；同时左腿前弓成左弓步；眼看前方。

歌曰："如封似庇护正中，前后仰俯不可行。向后下按足尖跷，向前双手朝前拥。"

（二十三）第二十三式十字手

右手回身向右方击出，与左手成两臂侧平举，随即两手向下经腹前向上画弧交叉合抱于胸前，形成十字手。

【练习方法】

1. 后坐扣脚，右转撇脚分手

屈膝后坐，身体重心移向左腿，左脚尖里扣，向右转体；

右手随着转体动作向右平摆画弧，与左手成两臂侧平举，掌心向前，肘部微屈；同时右脚尖随着转体稍向外撤，成右侧弓步；眼看右手。

2. 移重心扣脚画弧，收脚合抱

身体重心慢慢移至左腿，右脚尖里押，随即向左收回，两脚距离与肩同宽，两腿逐渐蹬直，成开立步；同时两手向下经腹前向上画弧交叉合抱于胸前。两臂撑圆，腕高与肩平，右手在外，成十字手，手心均向后；眼看前方。

歌曰："十字手法变无穷，两臂环抱交在胸。右脚要向左脚靠，松腰垂肘腰要松。"

（二十四）第二十四式收势

"收"其一为收尾的意思，使人体由太极拳的运动状态转为非运动的自然状态。其二为收藏的意思，将练功之气收藏于丹田。

【练习方法】

1. 旋臂分手。

2. 下落收势。

两手向外翻掌，手心向下，两臂慢慢下落，停于身体两侧；眼看前方。

歌曰："收势下按不可匆，太极合手式完成。伏九寒暑勤习练，日就天常见奇功。"

四、太极拳在神志疾病中的应用

太极拳是中华民族的优秀文化遗产，是一种难得的修身养性的运动形式。众多研究表明，太极拳锻炼能够改善人体的精神状态，对治疗神志疾病具有积极作用。

太极拳运动在保持和延缓老年人平衡能力下降方面有着明显的功效。它能够增强老年人的认知力、前庭与躯体感觉、肌肉力量，提高抗外部干扰的能力，使行动更加敏捷、协调，缩短平均反应时间，提升注意力、记忆力和表象等能力，从而有效延缓平衡能力的下降。长期进行太极拳锻炼的中老年人，其焦虑情绪会明显下降，抑郁、敌对、恐怖、偏执、紧张、激动、愤怒、疲劳、慌乱等心理状态也会有所改善，同时精力会显著增强，正性情感（如活跃、愉悦、平静）和正性体验以及幸福度均会得到明显提升。另有研究表明，长期习练太极拳还可以缓解中老年人的心理压力，显著影响其心理应激能力，并促进中老年人人际关系的协调发展。

此外，研究还发现太极拳能够改善人体的免疫指标，包括$CD3^+$、$CD4^+$、$CD8^+$以及自然杀伤细胞的指标值。长期进行太极拳锻炼不仅能够有效地缓解高血压、糖尿病、冠心病等病的症状，还有助于改善运动平衡能力，减轻焦虑、抑郁状态，增强中老年人的认知能力，缓解帕金森症状，改善人格特征，并提高生活质量。

太极拳对于强制隔离戒毒人员同样具有积极作用。它能够有效改善这些人员的焦虑及精神病症状，特别是在改善躯体化症状、强迫症状、人际关系方面效果较为显著。同时，太极拳还可以提高他们的平衡能力，降低血压，对强制隔离戒毒人员的康复有着积极的推动作用，既能够增强体质，又能够促进心理健康水平的提升。

由于太极拳的动作时间较长，锻炼者应根据自身的身体条件，遵循由少到多、由简单到复杂的原则进行锻炼。可以从第一式开始逐渐增加难度，直至能够完整演练二十四式太极拳。

第二节　八段锦

一、概述

1.概念

八段锦是一种历史悠久的气功功法，它强调形体运动与呼吸的协调配合，同时注重精神的修养与形体的锻炼。八段锦的功法动作编排精炼且优美，简单易学。长期练习，可达到疏通经络、行气活血、舒展筋骨、防病治病的效果，不仅适用于神志病的康复和治疗，也广泛应用于多种慢性病、老年病的预防和治疗中。

2.起源

八段锦之名最早见于宋朝的《夷坚志》中，距今已有800多年的历史。书中记载："政和七年，李似矩为起居郎……尝以夜半时起坐，嘘唏按摩，行所谓八段锦者。"这描述了八段锦最初是一种坐着练习，并配合呼吸与按摩的功法。实际上，八段锦分为站功和坐功两种形式。由于站功流传更广，练习更为方便，因此本书将重点介绍八段锦的站功。宋代曾慥撰写的《道枢·众妙》中，较为详细地记录了八段锦站功的动作："仰掌上举以治三焦者也；左肝右肺如射雕焉；东西独托，所以安其脾胃矣；返复而顾，所以理其伤劳矣；大小朝天，所以通其五脏矣；咽津补气，左右挑其手；摆鳝之尾，所以祛心之疾矣；左右手以攀其足，所以治其腰矣。"至清朝末年，《新出保身图说·八段锦》首次以"八段锦"为名，系统地记录了八段锦的动作，并配以图画。同时，该书还将八段锦的功法特点及其功效总结为歌诀："两手托天理三焦，左右开弓似射雕，调理脾胃须单举，五劳七伤往后瞧，摇头摆尾去心火，两手攀足固肾腰，攒拳怒目增气力，背后七颠百病消。"自此，传统八段锦的动作相对固定下来。

3. 作用

八段锦的功法中蕴含了丰富的中医理论和养生观点。整套功法通过不同的动作对人体各部位进行拉伸，配合呼吸，刺激经络，促进全身血液循环。通过调理经络脏腑、活血行气、舒展筋骨，以达到养生的目的。同时，八段锦也注重精神和心理上的养护，实现了形神兼养的效果。现代研究表明，八段锦不仅有助于神志病的恢复，还对心血管系统、呼吸系统、神经系统以及代谢疾病等具有良好的调节作用。

二、锻炼要领

（一）松静自然

八段锦的锻炼，一方面，要求精神形体放松。只有心情平和、全身放松，才能使机体的气机调和、通畅。另一方面，要求形体、呼吸、意念要自然协调。形体要自然，动作需合乎法度；呼吸要自然，形息相随，做到勿忘勿助，避免强吸硬呼；意念要自然，保持似守非守、绵绵若存的状态，使形、气、神和谐统一。

（二）准确连贯

八段锦的动作安排和谐有序。在锻炼过程中，首先要对动作的线路、姿势、虚实、松紧等分辨清楚，确保姿势端正、方法准确。经过一段时间的练习，力求动作准确熟练、连贯流畅。动作的虚实变化和姿势的转换衔接应无停顿断续，如行云流水般连绵不断。逐步做到动作、呼吸、意念的有机结合，使意息相随，达到形气神三位一体的境界。

（三）八段锦各式要领

两手托天理三焦：手臂上举至头顶时需用力上托，掌根上顶，同时足趾抓地，上下形成一种抻筋拔骨之力，以牵拉三焦。

左右开弓似射雕：两臂平拉时用力要均匀，尽量展臂扩胸，头项保持正直，避免身体前后晃动和耸肩。

调理脾胃须单举：两臂上下争力时尽量用力均匀，腕关节尽量背伸，手臂伸直，挺胸直腰，保持立身中正。

五劳七伤往后瞧：头向左右转动时幅度要一致，与肩齐平，两目尽量向后注视，避免脊柱随之转动。

摇头摆尾去心火：头和上体左右摇转时，要与呼吸配合一致，转身角度适中，两手不离膝关节，腰部要伸展。

两手攀足固肾腰：身体后仰以保持平衡稳固为度，注意重心，防止摔倒；上体前俯时两膝伸直，速度均匀缓慢，向下弯腰的力度量力而行。

攒拳怒目增气力：出拳由慢到快，操作时注意足趾抓地，松腰沉胯，沉肩坠肘，气沉丹田，脊柱正直，怒目圆睁。

背后七颠百病消：身体抖动时要放松，足跟提起时注意保持身体平衡，十个脚趾稍分开着地。百会上顶，两手下按，尽量使脊柱得以拔伸。患有脊柱病变者足跟下落要轻缓，不可用力过猛。

三、动作姿势

（一）两手托天理三焦

直立垂手，掌心向内，两足分开与肩同宽，松静自然，凝

中医导引

神调息，舌抵上腭，气沉丹田，鼻吸口呼，目视前方。双手十指交叉于小腹前，掌心向上。随吸气，缓缓屈肘沿任脉（人体前正中线）上托，当两臂上抬至胸前方时，翻掌向上，继续上托至头顶上方，直至双臂伸直，充分伸展双臂，仰头目视手背，稍停片刻。随呼气，松开交叉的双手，自身体两侧向下画弧慢慢落于小腹前，仍十指交叉，掌心向上，恢复如起势。稍停片刻，再如前反复 6～8 次。

（二）左右开弓似射雕

松静站立同前，左足向左横跨一步，双腿屈膝下蹲成马步，两膝稍向内扣，如骑马状。两手空握拳，置于两侧髋部，距髋约一拳。随吸气，两手向前抬起，抬至约与胸齐平位置，左臂屈肘为弓手，拳眼朝上，向左拉至极点，如拉弓状；同时，右手向右伸出为剑手，顺势转头向右，通过剑指凝视远方，意如弓箭伺机待发，稍停片刻。随呼气，两腿伸直，顺势将两手向下画弧，收回于胸前，再向上向两侧画弧缓缓下落至两髋外侧，同时收回左腿，还原为站式。再换右足向右横跨，重复如上动作，如此左右交替 6～8 次。

（三）调理脾胃须单举

松静站立同前，两臂下垂，掌心下按，手指向前，呈下按式站桩。随吸气，左手翻掌，掌心向上，自左前方缓缓上举，手心上托，指尖向右，过头后翻掌，指尖依然向右，至头上左方将臂伸直至最大限度，力达掌根；同时右手下按，手心向下，指尖向前，上下两手作争力状。稍停片刻，随呼气，左手自左上方按原路线缓缓下落，右手顺势向上，双手翻掌，手心向上，相接于小腹前，如起势。如此左右交换，反复做 6～8 次。

（四）五劳七伤往后瞧

松静站立同前，先将左手劳宫穴贴在小腹下丹田处，右手贴左手背上，配合腹式呼吸，吸气使小腹充满。随呼气，转头向左肩背后望去，尽量转至最大限度，想象内视左足心涌泉穴，以意领气至左足心。稍停片刻，再吸气，同时将头转向正面，以意领气，从足心经大腿后面上升到尾闾，再到命门穴。随呼气，再转头向右肩背后望去，如此交替6～8次。

（五）摇头摆尾去心火

松静站立同前，左足向左横开一步成马步，两手反按在膝关节上方，手指向内，屈肘，肘关节向外作支撑。呼气，以意领气由下丹田至足心；吸气，同时腰为轴，将躯干摇转至左前方，头与左膝呈一垂线，臀部向右下方作撑劲，目视右足尖，右臂绷直，左臂弯曲，以助腰摆。稍停片刻即呼气，随即向右做弧形摇转，动作与左侧相同，方向相反，如此左右摇摆6～8次。

（六）两手攀足固肾腰

松静站立同前，两腿绷直，两手叉腰，四指向后按肾俞穴。先吸气，同时上身后仰；然后呼气，同时上体前俯，两手顺势沿腿后侧膀胱经向下至足跟，再向前攀足尖，意守涌泉穴。稍停后，随吸气，缓缓直腰，手提至腰两侧叉腰，以意引气至腰，意守命门穴。如此反复6～8次。

（七）攒拳怒目增气力

松静站立如前，吸气左足横出变马步，两手提至腰间半握拳，拳心向上，目视前方，意守丹田或命门穴；随呼气，将左拳向前出击，拳心由向上变为向下，同时，怒目圆睁过左拳视远方，右拳同时稍向后拉，使左右臂争力。稍停片刻，两拳同时收回原位，松开虚拳，收回左足还原为站式。如此左右交替

6～8次。

（八）背后七颠百病消

松静站立如前，两脚分开与肩同宽，两臂自然下垂，意守丹田，随吸气，平掌下按，足跟上提，离开地面1～2寸，同时，意念头向上虚顶，气贴于背；随呼气，足跟下落着地，手掌下垂，全身放松。如此反复6～8次。

四、每一段对应脏腑的症状简述与练习功效

八段锦的每一段都有锻炼的重点，都是针对一定的脏腑或病证的治疗与保健需要。功法中的不同动作分别作用于人体的三焦、心肺、脾胃、腰肾等部位，因此，八段锦可作为辨证施功的基本功法之一。

两手托天理三焦：三焦是分布于胸腹腔的一个大腑，为六腑之一，脏腑之中三焦最大，故有"孤府"之称。手少阳三焦经与手厥阴心包经相互属络而成表里关系。三焦的主要生理功能是运行津液和通行元气。《素问·灵兰秘典论》说："三焦者，决渎之官，水道出焉。"说明三焦是全身津液上下输布运行的通道。全身津液的输布和排泄，是在肺、脾、肾等脏腑的协同作用下完成的，但必须以三焦为通道。另一方面，诸气的运行输布，皆以三焦为通道。因此，三焦通行元气的功能，关系到整个人体的气化作用。两手托天理三焦的动作通过两手托天，对上肢和肩背等部位进行拉伸，尤其当双手用力上托时对手臂内侧的手太阴肺经、手厥阴心包经、手少阴心经充分牵拉，配合呼吸，伸展全身，刺激经络，促进全身血液循环，不仅有助于三焦气机运化，对内脏亦有按摩、调节作用，起到通经脉、调气血、养脏腑的效果。同时，对腰背、骨骼也有良好作用。

左右开弓似射雕：此式主要以扩胸运动为主，配合呼吸，对心肺进行有节律的按摩，可有效调节心肺功能，同时，颈椎、胸椎和腰椎的左右旋转运动，可改善相应部位的血液循环，特别是头部的血液循环，加强胸胁部、肩背部、腰腿部的肌肉力量，有效矫正驼背、肩内收等不良姿势，对肩颈部疾病的防治有良好作用。

调理脾胃须单举：脾的主要生理功能是主运化和统血，胃的主要生理功能是主受纳和腐熟水谷。两者互为表里，由于人体气血的生成有赖于食物的摄取和脾胃功能的运化，所以脾胃又被称为人体后天之本，气血生化之源。脾的功能受损，则可能影响食物消化和精微物质吸收及转输布散，从而出现食欲不振、腹胀、便溏，以及倦怠、消瘦等精气血生化不足的病变。胃的功能受损，则有可能出现胃痛、呕吐、呃逆、恶心等病变。该动作通过双手的上举下按、一松一紧地相对用力拉伸配合，使相应的肌肉和经络得到拉伸，特别是对中焦的脾、胃、肝、胆等内脏起到很好的按摩作用，增强脾胃运动功能和消化功能，有助于人体将食物转化为水谷精微物质，加强营养物质的吸收，为维持人体的生命活动提供物质基础，长期坚持有助于防治脾胃疾病。

五劳七伤往后瞧："五劳"指的是肝劳、心劳、脾劳、肺劳、肾劳五脏的劳伤，另有一种说法出自《素问·宣明五气》。"七伤"指的是七情内伤，七情，指喜、怒、忧、思、悲、恐、惊七种正常的情绪活动，一般情况下不会导致疾病。但当这些情志活动异常强烈或持久，超过了人体自身的生理和心理调节能力，就会导致疾病的发生或成为疾病发生的诱因，称为"七情内伤"。该式动作可使脊柱尽可能地扭转，特别是颈椎，由此可以增强颈项腰背部的肌肉力量，还可以使肩部、腿部得到一定的运动，调整颈椎小关节紊乱，转头后瞧时还可活动眼部小肌群，减少眼肌疲劳，预防眼部疾病。整体来说，该动作有助于改善神经系统疾病、调节脏腑功能、缓解疲劳、增强免疫、促进自身体内的良性调节、改善亚健康状况。可用于防治眼病、颈椎病、脊椎疾病、高血压、动脉粥样硬化等病。

摇头摆尾去心火：心火亢盛证是指心火内炽，扰乱心神，迫血妄行，火热上炎或下移，以心烦失眠、舌赤生疮、吐衄、尿赤及火热症状为主要表现的病证。多因情志抑郁化火；或火热之邪内侵；或过食辛辣刺激食物、温补之品，久蕴化火，扰神迫血而成。该式动作以运动颈部、腰部为主，俯仰转动，牵动全身，对于颈椎、腰椎及全身都有良好的调节作用，同时该式配合呼气，强调精神放松，心态平静，可宁心安神、清泻心火。可用于防治颈椎、腰椎疾病及心火亢盛所引起的心烦、失眠、心悸等症状。

两手攀足固肾腰：肾为人体的先天之本，肾主藏精，与人体的生长发育和生殖功能密切相关，同时还具有主持和调节人体水液代谢、维持正常呼吸的功能。

而中医认为"腰为肾之府"。肾的功能受损，有可能出现腰膝酸软、眩晕耳鸣、水肿、二便异常等症状。该式动作通过对腰部的活动，充分舒展腰部肌肉和经络，刺激位于腰腿部的督脉和膀胱经，双手攀足的动作可以极大地牵拉腿部后侧的肌肉群，提高腰腿的柔韧性，同时攀足的过程对腰部和腿部后侧的经络肌肉也起到了摩运的作用。本式动作可以起到健肾壮腰、明目醒脑的功效，同时可以提高腰腿的柔韧性，防止腰肌劳损和坐骨神经痛，对生殖系统、泌尿系统也有调节作用。

攒拳怒目增气力：中医认为肝主筋，开窍于目，其华在爪，本式的几个动作均与肝相关。手用力抓握攒拳，同时足趾抓地，可刺激手足经络及全身的肌肉、筋脉，使全身肌肉结实，增加气力；怒目可刺激肝经经气，使肝血充盈，疏肝理气，有助于疏导人的情绪，同时有强筋健骨的作用。因此，本式的动作具有疏肝理气、强筋健骨和增加气力的作用。

背后七颠百病消：本式动作通过连续有节律地颠足抖动，不仅可以锻炼小腿后部的肌肉，还可以刺激督脉和脊柱，同时使全身肌肉得到放松，有助于解除肌肉紧张，有利于脑脊液与脊神经功能的增强。

五、八段锦在神志病中的应用

（一）抑郁症、焦虑症

有研究显示，对于轻中度抑郁障碍患者，在常规服药的基础上，每天练习八段锦 1 ～ 3 次，每次持续 15 ～ 45 分钟，坚持练习 2 个月，可以显著缓解患者的抑郁情绪，并改善其睡眠质量。另一项针对大学生抑郁和焦虑的研究也表明，八段锦对大学生抑郁和焦虑具有改善作用。研究发现，每周练习 2 次，每次 90 分钟，前四周以学习八段锦的 8 个动作为主，后 8 次则进行系统、连贯的练习。结果显示，8 周的八段锦练习可以显著改善大学生的抑郁和焦虑情绪，促进其心理健康。

对于焦虑症，有研究显示，八段锦辅助治疗广泛性焦虑症效果显著。在常规治疗的基础上，每周练习 2 次，每次 1 小时，其余时间患者自行在家练习，每次 30 分钟。练习安排为前两周主要强化动作练习，第三、四周配合呼吸练习，第四周以后每次连贯练习两遍，共练习 12 周。结果显示，八段锦辅助治疗效果优于单纯的常规治疗，具有起效快、长期疗效佳的特点。此外，其他研究也显示，对于原发性失眠伴焦虑的患者，在常规治疗的基础上，每周在医院练习室集中练习 2 次八段锦，其余时间在家自行训练，每次练习约 1 小时，坚持 3 个月，可以明显改善患者的失眠和焦虑症状。与单纯药物治疗相比，该方法优势更明显，且远期疗效好、复发率低。

除此以外，大量研究还显示，八段锦对卒中后、冠心病、糖尿病、慢性胃炎、肿瘤等疾病引起的抑郁、焦虑具有良好的调节作用。

（二）认知障碍

有研究显示，患有轻度认知障碍的患者坚持练习八段锦，每次 1 小时，每周 3 次，持续 6 个月，可以改善患者的认知功能，尤其在短时记忆、长时记忆、即刻回忆、延迟回忆和延时再认等方面改善显著，同时对生活质量中的躯体疼痛也有显著改善作用。另有一项研究证明，为期 24 周的八段锦运动（频率为 3 天 / 周，60 分钟 / 天）可以显著改善认知功能，调节海马和前扣带皮层的区域波动和灰质体积。

（三）更年期综合征

有研究显示，与单纯中药治疗相比，中药治疗结合八段锦对绝经综合征的调节作用更佳。在常规中药治疗的基础上，加上八段锦的练习，每日一次，每次 30 分钟，一个疗程 30 天，连续 3 个疗程的治疗。结果显示，八段锦能有效改善更年期女性的不适症状，缓解其焦虑情绪，并改善中医证候。

（四）失眠

有研究显示，在常规治疗的基础上加上八段锦的训练，每天练习 1 小时，每周集中到医院练习 2 次，其余时间在家练习，

第二章　动功套路类中医导引功法

以 1 个月为一个疗程。与单纯的常规治疗相比，该方法可以进一步改善患者的睡眠质量。

（五）精神分裂症

有研究显示，在常规治疗的基础上，每天上午及下午各锻炼 30 分钟八段锦，连续治疗 12 周，练习八段锦的患者治疗效果更佳，且对生存质量的影响更为积极。另一项研究也显示，每天练习 2 次八段锦，连续练习 12 周，结合常规治疗护理，八段锦可以有效促进长期住院精神分裂症患者的康复，改善患者的糖脂代谢、体重指数以及睡眠质量。另有研究显示，接受 24 周八段锦训练（5 天 / 周，40 分钟 / 天）的精神分裂症患者，其逻辑记忆能力得到提高。

中
医
导
引

第三节　五禽戏

一、概述

1. 概念

五禽戏，是一种模仿五种禽兽——虎、鹿、熊、猿、鸟（一说为鹤）的动作而编创的动功锻炼方法。此法由后汉时期的华佗在"流水不腐，户枢不蠹，动也"的思想指导下，受西汉时熊经鸟伸、凫浴猿跃（应为"凫浴猿躩"或简化为"凫浴猿跃"）、鸱视虎顾等锻炼动作的启发而创编，故又名"华佗五禽戏"。

2. 起源

此功法名称首见于《后汉书·方技传》，后世也有改称为"太上老君养生诀"的。华佗在强调动的锻炼的重要性时指出："人体欲得劳动，但不当使极尔。动摇则谷气得消，血脉流通，病不得生，譬犹户枢终不朽也。是以……为导引之事，熊经鸱顾，引挽腰体，动诸关节，以求难老。我有一术，名五禽之戏……亦以除疾，兼利蹄足，以当导引。体有不快，起作一禽之戏，怡而汗出，因以着粉，身体轻便而欲食。"虽然本功法中既有禽又有兽，且《尔雅》中定义"二足而羽谓之禽，四足而毛谓之兽"，但东汉班固的《白虎通义》中则称"禽为鸟兽之总名"。

此法由华佗传授给吴普，吴普年至九十多岁时，魏明帝曾令其表演五禽戏，吴普以年老、手足不能相及为由予以拒绝，仅粗略地将要领传授给了诸位医生。因此，从现存最早的陶弘景《养性延命录》中记载的五禽戏操作法来看，可能最接近华佗的原作，而之后的各套操作法，多为后人编练而成。

二、锻炼要领

五禽戏在长期的发展过程中，形成了众多流派，每个流派都各具风格和特点。概括而言，有的流派以模仿五禽动作为主，有的着重内练，有的着重外练，有的着重以动为主，有的主张动中有静，有的着重刚劲，有的着重练柔劲，有的以治病养生为主，有的以壮力强身为主。但总体而言，外动内静、动中求静、动静相兼、刚柔并济是其核心要领。

三、动作姿势

（一）虎形

1. 预备姿势：自然站立，精神贯注。

2. 以脚跟为轴，身体向左转，重心落于右脚，左脚尖点地；同时提起两手，前臂置于胸前两侧，五指呈虎爪状，掌心向外。

3. 左脚向前移半步，呈左弓步；同时身体向下扑，两手指尖着地，眼看前方。

4. 起身，恢复预备姿势。

5. 左脚着地，以两脚跟为轴，身体由右向后转，重心落于左脚，右脚尖点地。

6. 动作同第 3 步，唯方向相反。

7. 动作同第 4 步，唯方向相反。

8. 动作同第 5 步，唯方向相反。

9. 以上动作左右各做 2 次。

（二）鹿形

1. 预备姿势同虎形，然后身体向左转，重心落于右脚，左脚尖点地；两手握拳，左拳放于左膝上部，拳眼朝里；右拳向后抬起与头高，拳心朝外；眼看前方。

2. 左腿提起，随即向前方迈开一大步，同时右脚向前跟上半步，呈左马步。

3. 右拳由后向前方画弧放于胸前，同时左拳提起与右拳相抱成"一"字形于胸前。

4. 同时两拳分开，右拳在右前、左拳在左后，拳眼朝上；同时头向左右转动共 4 次。

5. 重心移于左脚，右脚向前移一步，右脚尖点地；右拳放于右膝上部，拳眼朝里。

6. 动作与第 2 步相同，唯方向相反。

7. 动作与第 3 步相同，唯方向相反。

8. 动作与第 4 步相同，唯方向相反。

9. 重心落于两脚跟，以两脚跟为轴，身体由左向后转；重心落于右脚，左脚尖点地；同时左拳随身体转动转至左后面时，拳放于左膝上部、拳心朝里；眼看前方。

10. 动作与第 2 步相同。

11. 动作与第 3 步相同。

12. 动作与第 4 步相同。

13. 动作与第 5 步相同。

14. 动作与第 6 步相同。

15. 动作与第 7 步相同。

16. 动作与第 8 步相同。

（三）熊形

1. 身体向下蹲，两手抱小腿。

2. 然后起立，手膝微屈，两腕自然下垂，掌心朝下。

3. 开左步，足跟先着地，身体随重心前移由右至左晃动两圈。

4. 上右步，足跟先着地，身体随重心前移由左至右晃动两圈。

5. 重心以两足跟为轴，身体由左向后转，恢复第 1 节姿势。

6. 动作与第 3 步相同。

7. 动作与第 4 步相同。

（四）猿形

1. 右腿屈曲下蹲，左脚前移，足尖着地；两前臂屈曲于胸前左侧，左手在外，右手在内，手指并拢呈钩形。

2. 左钩手向上呈攀树状，右手向前回钩至左胸前作采果状；同时重心落于左脚，右脚前移一步，脚尖着地随即右脚踢开，然后右脚尖着地；眼看前方。

3. 动作与第 2 步相同，唯方向相反。

4. 重心落于右脚，身体由左向右转，左脚前移足尖着地；然后动作与第 2、3 步相同，唯动作相反。

5. 以上动作反复共做 6 次。

（五）鸟形

1. 左腿屈曲，重心落于右脚，左脚尖点地；两手稍屈，分于左右两侧，掌心朝下；同时做起伏如鸟展拍翅膀状；眼看前方。

2. 左脚着地，上右脚一步，左脚跟离地，重心落于右脚；同时两手向下经腹前向上画圈至原位；眼向后看。

3.左脚提起后再脚尖着地。

4.左脚落地，身体微向左转；左右手向下经腹部前向上画圆，再分于左右两侧；眼看左手。

5.提右脚、随后落下；身体由左向后转，动作与第1步相同。

6.以上动作左右各做2次。

四、五禽戏与五脏

"五禽戏"与人体五脏相应，动作仿效虎之威猛、鹿之安舒、熊之沉稳、猿之灵巧、鸟之轻捷，力求蕴含五禽的神韵，展现五禽的象形特征，具有防病、祛病、健身、益寿的功用，开创了功法运动医疗的先河。

"虎戏"中，虎勇猛有力，力达指尖，神发于目。爪甲与目皆属肝，为气血之所至。做动作时，身体舒展，两臂向上拔伸，身体两侧得到锻炼，使肝胆经所循行部位气血通畅。因此，虎主肝，属木，练筋，能舒筋、养肝、明目。经常练习，自然使肝气疏畅，缓解肝系疾病与不适。

"鹿戏"中，鹿爱角抵，善奔走，立时挺身远望，行时轻快疾驰，时常左顾右盼。中在属五行肾中。肾鹿主属水，在脏腑骨，所以"鹿戏"能强化肾脏功能。如运动时尾闾运转，身体带动两肾，可起到强腰补肾、强筋健骨的功效。同时，"鹿戏"还能舒展足三阴，强化下肢，治疗腰腿关节疼痛，强壮督脉，改善生殖系统功能。

"熊戏"中，熊形外阴内阳，行坐皆爱活动，有推石拔树之力、抗豹斗虎之勇。熊属土，在脏腑为脾，主肌肉。运动时，身体以腰为轴运转，使中焦气血通畅，对脾胃起到挤压按摩的作用；身体左右晃动，则疏肝理气、健脾和胃。故"熊戏"可调理脾胃、充实四肢，防治脾虚、脾肿大、糖尿病、肝腹水、便秘、胃下垂等。

"猿戏"中，猿有跳伸缩之能力、三闪六躲之灵活，变化多端，好动而不喜静。猿属心，属火，主神明。运动时，手臂夹于胸前，能使心经血脉通畅。常练"猿戏"，可改善心悸、心慌、失眠多梦、盗汗、肢冷等症状。

"鸟戏"中，鸟肢体轻灵，属金，练皮毛，主肺。以鹤为代表的长寿飞禽，运动时宜动中求静，注意丹田和腰肾，使肾水与心火相交，疾病不生。要善于利用两臂效仿鸟飞，抑扬开合，运伸项腰，使呼吸与内气的锻炼相结合。故鸟戏能补肺宽肠、调畅气息、增强肺活量、强健体魄、延年益寿，防治肺结核、盗汗、关节炎、心胸刺痛、喘咳等病。

由于这五种动物的生活习性不同，活动方式也各有特点，人们模仿它们的姿态进行运动，通过肢体的运动与呼吸吐纳的有机结合，能锻炼关节、调节脏腑，使全身气血流畅，达到祛病长生的效果。同时，还能提高肺功能及心脏功能，改善心肌供氧量，提高心脏排血能力，促进组织器官的正常发育，从而达到养生保健的目的。

五、五禽戏在神志疾病中的应用

神是人体意识、智慧和思维的缩影，与人体心脑具有密切的关系。古人云："得神者昌，失神者亡。"可见神在人体生命活动中的重要作用。五禽戏不仅能调节心率、血压，改善心脏血供，提高肺活量，增强消化吸收排泄功能，增强免疫力、延缓衰老，还可有效延缓中老年人智力衰退，改善注意力，锻炼想象力，调节人体情绪。

五禽戏锻炼尤其重视对神的保养。该功法能帮助人们养成良好的心态，从而调节心理功能、提高大脑功能。对于开发智力、发挥潜能、改善睡眠、增强记忆、预防痴呆、增强神经反应能力和平衡能力、提高注意力集中能力等方面均有显著效果。同时，五禽戏还能改善抑郁、敌对、恐怖、偏执等精神病症状，提高中风偏瘫患者的运动功能，提升睡眠质量。在练习过程中，通过调心对大脑的精神意识和思维等高级神经活动的锻炼，可以使大脑皮层细胞得到充分休息，使大脑的活动有序化，提高脑细胞的活动效率，并处于最佳整合状态。

因五禽戏有多套操作法，故锻炼者应从自身身体条件出发进行选练。操作时，可以五戏全做，也可选练某几戏，或只做一禽之戏。仅做一禽之戏时，可以适当增加操作次数。遵循由少到多、由简单到复杂的原则进行锻炼。

第三章

现代中医导引功法

第一节　大雁六字诀

一、概述

1. 概念

大雁六字诀是当代气功师沈鹤年在继承古代六字诀呼吸法的基础上编创的气功套路。

2. 作用

本法通过模拟大雁的六个动作和"吹、呼、唏、呵、嘘、呬"六字诀的吐纳法相结合，辅以意念，来调整肝、心、脾、肺、肾人体五大系统，以及三焦乃至全身的气血运行，从而达到养生保健、防治疾病的目的。

二、锻炼要领

1. 特点

动作和呼吸、意念密切配合。

2. 要求

松静自然、准确柔和、意守丹田、持之以恒。

三、基本功势

预备式：成立正姿势。两手交叉置于腹前，掌心向内。全身放松，意守腹部处。起式时左脚向左前方迈出半步，随吸气，两手翻掌，分别由下向左右上方伸展，做画半圆圈动作犹如大雁起飞。此时身体重心亦慢慢移到左脚，右脚随之提起。然后右脚上前半步，随呼气，两手左右下落回收，身体亦随之下蹲。两手掌交叉落于两膝上。收式仍还原成预备式。

1. 前后展翅

（1）预备：同上大雁起落预备式。

（2）起式：左脚上前半步，左手（掌心朝下）从右下沿腹前向左下作画圆圈动作，然后又于左腰侧（四指在前，拇指在后）。右手转向右腰后侧，接着向前伸展出（掌心斜向内虎口对鼻准）；同时呼气（六字诀呼吸法）默念"嘘"字。左脚随右手掌推出之势，逐步变成弓步。

（3）收式：右手变爪形，掌心朝下，由前向后拉回（如拉树枝），同时吸气。左脚随右手拉回之势，收回到原处。

以上是左脚上前半步伸展右手，接着做右脚上前半步伸展左手（左右各做7次）。动作完全一致，唯方向相反。

2. 抱颈颠顶

（1）预备：同前预备式。

（2）起式：两手翻掌，掌心朝上。身体先略下蹲，随即起立，两手从左右两侧往上作画圆圈动作，并交叉抱于后颈。接着身体和头颈向上颠顶，两脚跟亦慢慢随之跷起，吸气。

（3）收式：两脚跟慢慢下落，同时两手松开，从颈后向左右两侧分开。慢慢下降回收到腹部丹田处，呼气（六字诀呼吸法）默念"呵"字。本节共做7次。

3. 托天降地

（1）预备：同前预备式。

（2）起式：两脚左右分开如肩宽，两手从腹部丹田处移出变翻掌，掌心相对（左手在上，右手在下），接着左手向左侧腰部移动，并且在左腰侧（此时全身重心逐步移到左脚）。右手向右侧上方移动至右额，翻掌，掌心朝上。双腿微弯曲，身体略下沉（蹲）。随即身体向上起立，右脚跟踮起，右手掌也跟着从右额前向（天）上托，眼神随之。呼气（六字诀呼吸法）默念"呼"字。呼气呼尽，右手随即变爪形，从右上往下拉坠，犹如抓一大树枝往下拉。拉至腹部丹田处，随拉下之势进行长吸气，此时身体亦随之下蹲。

（3）收式：身体慢慢起立，两手变掌，两脚回收，还原成预备式。以上是左势，接着做右势（左、右各做7次），动作同上，唯方向相反。

4. 大雁拍水

（1）预备：同前预备式。

（2）起式：分前后扑水和左右开合。左脚往前上半步成弓步，两手左右交叉变翻掌，掌心朝上，随身体重心移向左脚。接着两手随身体向后坐腰之势，向前向后做画圆圈动作，身体慢慢向后坐仰，同时吸气。随之两手由后上方向扑压，如大雁双翅拍水。身体亦随之向前俯，同时呼气，呼气（六字诀呼吸法）默念"呬"字。接着两手左右交叉翻掌（掌心向上），向左右两侧伸展，此时身体亦略向后仰坐，同时吸气，然后两手翻掌（掌心向下），从左右两侧向内回收，此时身体亦向前俯，同时呼气（六字诀呼吸法）默念"呬"字。

（3）收式：右脚上前半步，两手左右回收，还原成预备式。

本节左右各做 7 次。

5. 左顾右盼

（1）预备：同前预备式。

（2）起式：两脚左右分开如肩宽，两手叉于左两腰眼处（拇指在前，四指在后，紧贴肾俞穴）。头顶正直，两眼注视前方。头向左转，随吸气和转腰动作，头颈向左后方转动，两眼注视左后方。随呼气和转腰动作，头颈转回原处。头向右转，随吸气和转腰动作，头颈向右后方转动，两眼注视右后方。随呼气和转腰动作，头颈转回原处。前俯后仰，接上动作，身体慢慢向前下方俯卧。随俯卧动作，呼气（六字诀呼吸法）默念"吹"字，长吹气，目视大地。待俯得不能再俯（头顶、上部身体与背部腰脊成水平线即可），呼气呼尽后，俯卧之身体再慢慢向上起立还原。随吸气，身体随腰部动作，再向后仰，目视身体随腰部动作，再向后仰，目视天空。

（3）收式：身体随腰部动作慢慢起立还原，两脚两手同时回收，呈预备式。

本节共做 7 次。

6. 左右看足

（1）预备：同前预备式。

（2）起式：左脚上前半步，成弓步。随之右手向右前方伸展（掌心斜向前，虎口对鼻准），左手随转腰动作，向左后方伸展（掌心向下）眼看右足跟，随转腰动作吸气。

（3）收式：右脚上前半步，与左脚跟靠拢成立正姿势，随即坐腰沉臀，同时左右手收回到腹下，并置于两大腿上，随转腰动作呼气（六字诀呼吸法）默念"嘻"字。以上是左势，然后出右脚做右势，（左、右各做 7 次）。动作完全一致，唯方向相反。

以上大雁六字功分为主功（大雁起落式）和六字功两部分，六字功部分包括前后展翅式（肝功），抱颈颠顶式（心功）、托天降地式（脾功）、大雁拍水式（肺功）、左顾右盼式（肾功）、左右看足式（三焦功）。六字功要求按金－水－木－火－土的五行相生顺序进行练习，并要求意守病灶。

四、具体功势和对应脏腑的症状简述与练习功效

大雁六字诀的六字功部分依次为前后展翅式（肝功），抱颈颠顶式（心功）、托天降地式（脾功）、大雁拍水式（肺功）、左顾右盼式（肾功）、左右看足式（三焦功），每一功势具体对应一个脏腑，前后展翅式（肝功）可用于治疗肝火旺，肝虚引起的烦躁易怒、食欲不振、消化不良、目赤肿痛、头晕目眩等；抱颈颠顶式（心功）可用于治疗心火亢盛以及心气不足引起的心悸、失眠、健忘等症；托天降地式（脾功）可用于治疗脾气虚弱和脾虚湿滞引起的腹泻、食少便溏、肌肉萎缩、四肢乏力等病；大雁拍水式（肺功）可用于治疗肺气不足和外感风邪引起的呼吸气短、外感伤风、发热咳嗽等症状；左顾右盼式（肾功）可治疗肾气不足导致的腰腿无力、头晕耳鸣、齿摇发落、不孕不育等疾病。

大雁六字诀的功法，应根据个人的健康情况和病情，可全部学练，也可选择其中 2 ~ 3 节练或单独练 1 节，如脾胃功能不好者（有腹泻、腹胀、肌肉萎缩、食欲不振等症状），可练完

功法后，再单独练第3式（托天降地）；心脏功能不好者（有心悸、心绞痛、失眠、健忘等症状），可练完功法后，再单独练第2式（抱颈颠顶）；每次每节学练的次数应适当增加，可以将7次增至14次或21次，以不感觉疲劳为宜。

五、大雁六字诀在神志疾病中的应用

大雁六字诀继承了古代"六字诀"呼吸法，通过模拟大雁的六个动作和"吹、呼、唏、呵、嘘、呬"六字诀的吐纳法相结合，辅以意念，来调整人体五脏（肝、心、脾、肺、肾）和三焦的气血运行，从而防病治病。大雁六字诀调理脏腑气机，以达到补虚泻实，调畅和疏导相应脏腑的气血，治疗五脏病证。而《灵枢·邪客》说："心者，五脏六腑之大主也，精神之所舍也。"五脏气血充盛，则情志调畅。同时，大雁六字诀是具有中医特色的运动疗法，具有调身、调息、调神的特点，《素问·举痛论》曰："余知百病生于气也。"大雁六字诀通过鼻吸纳入自然之清气，配合"吹、呼、唏、呵、嘘、呬"六种不同口吐浊气方法，辅以肢体导引和相应的意念观想，达到气机通畅、身心同调的作用。据研究，大雁六字诀能有效缓解精神紧张、焦虑、抑郁、失眠、健忘、心痛等症状。长期练习此功可达到强筋骨、和五脏、畅情志的临床效果。

第三章　现代中医导引功法

第二节 状态运动

一、概述

1. 概念

状态运动是一种区别于中国传统导引健身术的新型运动模式，基于"状联身网，态优心能"的概念指导，强调运动中以意识为主导，加以呼吸及形体运动配合，通过感觉、神经、筋膜系统与机体实现"深连接"，实现疾病的"快修复"，使机体处于最佳的心身状态。

2. 起源

余瑾教授多年来通过对传统运动和现代运动的思想进一步研究提炼，创立了以状态观为基础的状态导向康复体系和状态导向健康体系，而状态运动在该体系中占有至关重要的地位。中国传统运动缺乏对科学理论的提炼总结，练习技术较为繁复杂乱，现代运动强度大，时间长，速度快，易导致运动损伤，而"低负荷，慢节律，柔意识"的状态运动，更加注重意识对机体的调节，简单易学，安全有效，不会造成机体过度损耗，可以进一步改善人体状态，提高大众生活质量。

3. 指导思想

（1）少火生气：《素问·阴阳应象大论》中提出"壮火之气衰，少火之气壮……壮火散气，少火生气"。"少火"即正常的生气之火，是维持正常生命活动的动力，在这种动力下，人体脏腑组织器官得以保持正常的生理功能，并不断化生气、血、津、液等各种营养物质，同时增强人体的正气，但当人体阳气过亢而导致火热内盛时，就会使人体的元气等受到损伤，同时还会影响脏腑经络气机，即所谓的"火热耗气"。状态运动始终秉持着"有一份少火，便有一份生机"的思想，将"滋生阳气"作为运动的主旨，以微微似汗出、周身温润，不感疲惫、心身舒畅为运动标准，从而达到人体的最佳理想状态。

（2）反者，道之动："反者，道之动"出自老子的《道德经》第四十章，其阐述了道的运动规律：事物发展到了极限，就要走向反面，简单来说就是物极必反。人体长期处于不良姿势会造成相拮抗的组织出现挛缩，致使脊椎受力不均，从而出现驼背、骨盆倾斜、腰椎间盘突出、脊柱侧弯等问题，还会导致心肺功能障碍，影响正常呼吸。故而状态运动根据"反者，道之动"的思想，结合现代康复中的拉伸、抗阻、抗痉挛等训练治疗方式，设置了一系列的运动方式，如针对脊柱问题的抱头对顶、背拉腰骶，针对冠状动脉粥样硬化性心脏病患者的夹脊开胸等，让紧张、缺血的组织得到缓解，气血再灌注，同样使放松的组织重新恢复应力。在运动中回收意识，内静外动，动静结合，于阴中求阳，阳中求阴，故可达到"阴平阳秘"的平和状态。

（3）内景之象：《黄庭内景经》曾言："内者，心也；景者，象也……心居身内，存观一体之象也，故曰内景也。"在状态运动中，"内景之象"的核心理念就是"观心""照己"，即入静后用自身意识观察机体脏腑、经络、肢节，要求做到排除杂念，专心致志，收视返听，将情绪、精神、意识放柔和，使内心和大脑处于一种放松无欲的状态，从而与自我深入连接，接收内心的声音，发掘潜意识，激活自愈能力，达到"形神合一、天人合一"，真正做到"深连接"和"快修复"。

（4）流水不腐：《吕氏春秋·尽数》曰："流水不腐，户枢不蠹，动也。"比喻经常运动的事物不易受到侵蚀，可以保持很久不变坏。气运行不息激发和调控机体的新陈代谢，推动人体的生命进程。气的运动止息，机体新陈代谢的气化过程因而停止，则标志着生命过程的终止，故人体之气对于生命活动至关重要。意识具有统领作用，是"静动之主"，即血气运动的主控。气血在意识的指挥、调控下运行滋养周身。状态运动强调意识巨大的主观能动性，以意领气，意体相随，运用意识协调心身关系，提高心身合一程度。

二、锻炼要领

状态运动分为静态和动态两个部分。二者既可以单独进行，也可以搭配使用，不局限于任何场所，适用于广大人群。

1. 静态

静态为静息守神，即人体处于卧、坐、立位时，形成人体中轴线，腹式呼吸，回收三神，抱神守一。

（1）预备姿势，处于自然卧位，腹式呼吸，精神内守。

（2）保持脊柱自然伸直，形成人体中轴线。

（3）两肩放平，然后从上而下顺势放松。

（4）双手掌置于脐下，右手掌置于左手掌上（男），或者左手掌置于右手掌上（女）。

（5）双眼微闭，以能见体前3米左右的距离为宜，嘴唇轻闭，舌舔上腭，使全身处于舒适放松的状态。

2. 动态

利用自身关节和组织弹性进行微小运动，并配以状态口诀——松灵诀，根据口诀进行有节律的状态运动。松灵诀："经络通，气血通，健康好轻松，松，松松松；1，2，3；4，5，6；7，8，9，10，零，灵，灵灵灵；健康通，健康通，健康好轻松，松，松松松；1，2，3；4，5，6；7，8，9，10，零，灵，灵灵灵。"松灵诀不仅仅体现在那些字，更重要的是一种放松身心健康，打开内心，内观自己，激活提高心能的方式。

（1）预备姿势，处于自然站立位，全身放松，腹式呼吸，精神内守，口念"上善若水，天地人和"。

（2）利用自身关节和组织弹性并根据松灵诀进行有节律的微小运动，包括状态点指，状态叩齿，状态拍打，状态小抖，状态小跑（具体练习方法如下）。

（3）收势：双手随呼吸徐徐开合收势。

三、动功具体练习方法

1. 状态点指（以右手为例）

全身放松，意识内守，手掌微微弯曲，配以松灵诀，右手拇指轻触食指远节指骨段–食指中节指骨段–食指近节指骨段–中指远节指骨段–中指中节指骨段–中指近节指骨段–无名指远节指骨段–无名指中节指骨段–无名指近节指骨段–小指远节指骨段–小指中节指骨段–小指近节指骨段–小指中节指骨段–小指远节指骨段–无名指近节指骨段–无名指中节指骨段–无名指远节指骨段–中指近节指骨段–中指中节指骨段–中指远节指骨段–食指近节指骨段–食指中节指骨段–食指远节指骨段，按照此顺序反复循环练习。

2. 状态叩齿

全身放松，意识内守，口唇微闭，心神合一，闭目，然后使上下牙齿根据松灵诀有节奏地互相叩击，注意叩齿次数需与松灵诀字数一致，此为完整的一次叩齿，每当做时以 10 次为佳，一天当中，早中晚可各叩 10 次，其中早晨叩齿最为重要。

3. 状态拍打

全身放松，意识内收，根据松灵诀节律，循着十二正经循行方向用手掌拍打身体各部位，不可过轻过重，舒适为度。

4. 状态小抖

全身放松，意识内收，按照松灵诀，双膝微曲，利用关节弹性使全身组织有节奏地抖动。

5. 状态小跑

全身放松，意识内收，按照松灵诀，前脚掌着地，利用关节弹性使全身随着小跑震动，小跑速度控制在 3 千～ 5 千米 / 小时，步幅在 40 厘米，甚至比走还慢，心率保持在 120 次 / 分钟，达到微汗程度即可。

四、状态运动在神志疾病治疗中的应用

西医学研究已证实，部分疾病属心因性，即其起因大多与情绪和心理状态紧密相关。现代物理学亦表明，在一定条件下，能量与物质之间可以相互转化。同理，心念的力量与身体的物质之间亦存在相互转化的可能。状态运动传承并提炼了国学文化及古导引术的精髓，同时结合现代脑科学与未来意识科学的理念，强调以"心身网络和意识能动性"为核心，通过激活意识能动性——心能，实现心身的相互调节。

为何状态运动能治疗神志疾病？

《黄帝阴符经》有云："宇宙在乎手，万化在乎身。"研究表明，手是除眼睛和大脑外，另一个具有高度智慧的器官。根据生物全息论，生物体的每一个细微局部都蕴含着整体的全部信

息。人体每个脏腑在手上都有对应的反射区和经络穴位，如大拇指对应肺脏、食指对应脾脏、中指对应心脏、无名指对应肝脏、小指则对应肾脏反射区等。五个手指上有六条经脉循行，且与足部的六条经脉相互衔接和联通。中医学理论认为，经络是运行气血的通道，其中以十二经脉为主，"内属于腑脏，外络于肢节"，将人体内外连接成一个有机整体。因此，进行状态叩诊、状态拍打等动作，会刺激手掌的全息区，振动并疏通手部的经脉，进而疏通全身经络，调节脏腑，促进全身气血运行，达到祛病健身的效果。在急救时，也常用十指末端的十宣穴来醒脑开窍。此外，整个手掌由多条动脉及众多小血管滋养，内含丰富的感觉神经末梢。手指动作越复杂、精巧、娴熟，越能在大脑皮层建立更多的神经联系。

科学研究还表明，人体具有生物磁和生物电。健康时，人体的生物磁呈现自然排列顺序，能量运行顺畅；生病时，生物磁排列杂乱无章，能量在体内分布不均，供应受阻，运行紊乱。全身运动能直接加速身体气血运行，提升整体运作频率，使身体的生物磁、生物电恢复原位，各司其职，从而启动身体的自我疗愈和调整功能，达到自然顺畅的心身状态。

松灵诀则是文字与数字的结合，采用正向积极的想象和暗示，富含韵律，能分别锻炼左右大脑功能，加强大脑间的沟通，激发大脑潜能，推进智力开发，改善自身状态。同时，它还有助于预防和治疗痴呆、脑功能障碍、神经系统疾病等。

主要参考文献

1. 吕光荣，刘楚玉. 气功学基础 [M]. 北京：人民卫生出版社，1989.

2. 刘天君，章文春. 中医气功学 [M]. 北京：中国中医药出版社，2016.

3. 吕立江. 推拿功法学 [M]. 北京：中国中医药出版社，2016.

4. 王拥军，潘华山. 运动医学 [M]. 北京：人民卫生出版社，2019.

5. 黄晓琳，燕铁斌. 康复医学 [M]. 北京：人民卫生出版社，2013.

6. 黄海圣，李其明. 浅谈传统养生体育易筋经的教学 [J]. 体育世界（学术版），2011（12）：44-45.

7. 伍永慧，陈偶英，罗尧岳，等 [J]. 太极拳和八段锦在改善冠心病病人焦虑、抑郁情绪中的应用 [J]. 护理研究，2016（32）：4050-4052.

8. 王力平传授，沈志刚整理. 钟吕丹道修炼入门 [M]. 兰州：兰州大学出版社，2013.

9. 沈志刚. 金丹秘法入门 [M]. 北京：宗教文化出版社，2018.

中
医
导
引